老年慢性病
防治与家庭护理400问

※ 王晓娟　戴秀英／主编 ※

中国中医药出版社
·北 京·

图书在版编目（CIP）数据

老年慢性病防治与家庭护理 400 问 / 王晓娟，戴秀英
主编 . — 北京：中国中医药出版社，2018.1（2020.12 重印）
ISBN 978-7-5132-4512-8

Ⅰ . ①老… Ⅱ . ①王… ②戴… Ⅲ . ①老年病—慢性
病—防治—问题解答②老年病—慢性病—护理—问题解答
Ⅳ . ① R592-44 ② R473-44

中国版本图书馆 CIP 数据核字 (2017) 第 249110 号

中国中医药出版社出版

北京经济技术开发区科创十三街 31 号院二区 8 号楼
邮政编码　100176
传真　010-64405721
廊坊市晶艺印务有限公司印刷
各地新华书店经销

开本 880×1230　1/32　印张 10.5　字数 210 千字
2018 年 1 月第 1 版　2020 年 12 月第 3 次印刷
书号　ISBN 978 – 7 – 5132 – 4512 – 8

定价　35.00 元
网址　www.cptcm.com

社 长 热 线　010-64405720
购 书 热 线　010-89535836
维 权 打 假　010-64405753

微信服务号　zgzyycbs
微商城网址　https://kdt.im/LIdUGr
官 方 微 博　http://e.weibo.com/cptcm
天猫旗舰店网址　https://zgzyycbs.tmall.com

如有印装质量问题请与本社出版部联系（010-64405510）
版权专有　侵权必究

《老年慢性病防治与家庭护理400问》
编委会

前　言

人到老年，拥有了奋斗一生的事业、财富、社会地位，也有了安稳的生活，但健康正在一点点地远离，各种病痛开始找上门来。健康界有条"一零定律"，即健康是"1"，其他各方面的成功都是其后的"0"，如果 1 没有了，后面有再多的 0 都没有意义。对于老年人来说，掌握住这个基本的"1"，就要从重视自己的健康开始。

保持健康是做人的责任，是对自己和家人的责任。要承担起这个责任，就必须充分认识健康的重要性。当你拥有健康时，你感觉是那么平常；可当你失去它时，你就会感到它是多么珍贵。一个人失去了健康，不仅难以承担起原本应该承担的义务，还给家庭、集体、社会带来一定的负担。

随着年龄的增长，由于人体的结构和生理功能逐渐出现生理或病理性老化，影响中老年人健康的高血压、冠心病、糖尿病、脑血管病、癌症、慢性阻塞性肺疾病等慢性病相伴而来。据统计，我国有超过 2 亿高血压患者、1.2 亿肥胖患者、9700 万糖尿病患者、3300 万高胆固醇血症患者，导致的疾病负担已占我国总疾病负担的 70%。其中 60 岁以上的老年人平均患有 3.1 种慢性病。中老年人因慢性病导致的死亡占我国居民总死亡的 85%。当前，我国人口老龄化趋势进一步加剧，慢性病正在严重威胁中老年人的健康。

虽然慢性病形势严峻，但国内外经验表明，慢性病是可防可控的。中老年人选择健康的生活方式，摒弃不良的生活习惯，调整生活状况和健康状态，可以预防慢性病的发生。健康的生活方式，永远都是预防和控制慢性病最有效、最直接、最经济的方法。

《老年慢性病防治与家庭护理 400 问》是老年保健和医疗护理知识相结合的健康知识读本。该书以一问一答的形式，传授老年保健常识、慢性病防治、安全用药和家庭护理知识，倡导健康的生活方式。本书旨在帮助老年人了解健康的基本知识，高血压、冠心病、糖尿病等防治基本常识，提高老年人慢性病防治知晓率和自我管理能力，建立健康行为（合理膳食、适量运动、戒烟限酒、心理平衡），实现少发病、晚发病；帮助护理人员掌握老年人家庭日常护理常识及常见疾病护理技术，提高居家养老的护理水平，让每个患病老人在家庭能享受到专业化医疗的照护。

本书编委会
2017 年 3 月

内容提要

  《老年慢性病防治与家庭护理 400 问》分老年保健常识、老年慢性病防治、老年安全用药和老年家庭护理四个篇章。本书采用问答形式，帮助老年人了解健康基本知识，高血压、冠心病、糖尿病、慢性阻塞性肺疾病、脑血管病、恶性肿瘤等慢性病防治基本常识；帮助护理人员掌握老年家庭日常护理常识及常见疾病护理技术。提高老年人慢性病防治自我管理能力，建立健康行为（合理膳食、适量运动、戒烟限酒、心理平衡），实现少发病、晚发病。让患病老人在家庭能享受到医院的专业医疗照护。

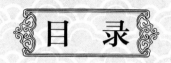

目 录

第一篇　老年保健常识

一、老年人健康常识

1. 老年人的划分标准是什么 / 2

2. 什么是健康 / 2

3. 什么是健康概念新扩展 / 3

4. 什么是心理健康 / 4

5. 追求健康的目的是什么 / 4

6. 影响健康的因素有哪些 / 5

7. 什么是全球十大健康危险因素 / 6

8. 健康危险因素是否可控 / 6

9. 衡量健康的标准有哪些 / 7

10. 什么是亚健康 / 7

11. 导致亚健康的原因有哪些 / 8

12. 防治亚健康状态的主要措施有哪些 / 8

13. 什么是健康管理，健康管理的基本程序是什么 / 9

14. 我国健康老人五项标准是什么 / 10

15. 什么是健康生活方式的"1236"法则 / 11

16. 老年人保持健康应注意什么 / 11

17. 老年人不健康的生活习惯有哪些 / 12

18. 老年人应养成哪些健康的生活习惯 / 13

19. 上网的老年人应如何保护健康 / 14

1

20. 怎样警惕身体出现的异常
变化 / 14

21. 家庭健康有哪些标准 / 15

22. 世界卫生组织食品安全十
定律是什么 / 15

23. 世界卫生组织推荐的六类
最佳食物是什么 / 16

24. 世界卫生组织公布的十大
垃圾食品有哪些 / 17

25. 容易致癌的四个炒菜习惯是
什么 / 18

26. 保健食品能否代替膳食中的
营养 / 19

27. 补钙的方法有哪些 / 20

28. 哪些老年人需要特别
补钙 / 21

29. 老年人几时睡觉？睡眠不好
怎么办 / 21

30. 什么保健方法有助于睡眠 / 23

31. 什么样的睡眠姿势对老年人
健康有利 / 24

32. 什么是老年人晨起
"五宜" / 25

33. 为什么养花养鸟是老年人
不错的选择 / 26

34. 老年人旅游保健应注意
什么 / 27

35. 怎样克服离退休综合征 / 28

36. 老年人如何正确面对
衰老 / 28

37. 老年人每日养生保健九方法
是什么 / 30

38. 古人养生九条是什么 / 31

39. 简单揉搓运动养生法是
什么 / 32

二、老年人健康生活方式

40. 什么是健康生活方式 / 34

41. 为什么说健康与寿命60%
取决于自己 / 35

42. 什么是延长寿命的15种
健康生活方式 / 36

43. 什么是合理膳食 / 37

44. 居民合理膳食的十条建议是
什么 / 38

45. 老年人怎样做到合理膳食 / 39

46. 什么是健康膳食的"10个
网球原则" / 39

47. 什么是健康饮食的一二三
四五 / 40

48. 为什么说饭吃八分饱更利于
健康 / 41

49. 为什么说膳食纤维是健康
饮食不可缺少的 / 42

50. 怎样才能做到"吃动两平衡"／42

51. 老年人如何做到适量运动／43

52. 什么是有氧运动／44

53. 为什么说最好的运动方式是步行／45

54. 老年人锻炼应该注意哪些问题／46

55. 怎么在室内轻松有效减肥／47

56. 常用养生保健简易方法有哪些／48

57. 什么是心理平衡／49

58. 心理不平衡的人有哪些表现／50

59. 怎样保持心理平衡／50

60. 老年人怎样化解烦恼事／51

61. 老年人心理健康的要点是什么／53

62. 吸烟对人的危害到底有多大／56

63. 为什么要戒烟／56

64. 正确的戒烟方法是什么／57

65. 为什么要限制饮酒／58

66. 长期饮酒会对身体造成哪些危害／59

67. 正确的戒酒方法是什么／60

第二篇　老年慢性病防治

一、慢性病预防常识

68. 什么是慢性病？有哪些共同特点／64

69. 慢性病的危害有多大／64

70. 慢性病可以预防吗／65

71. 慢性病是怎么发生发展的／66

72. 慢性病高风险人群有什么特征／66

73. 高血压高风险人群有什么特征／67

74. 糖尿病高风险人群有什么特征／67

75. 慢性病高风险人群如何加强健康管理／68

76. 预防慢性病应该从什么时间开始／69

77. 非药物治疗慢性病到底有

多大效果 / 69

78. 为什么说选用中药防治慢性病需慎重 / 70

79. 吃补品或营养品能预防慢性病吗 / 70

80. 慢性病的健康教育为什么如此重要 / 71

81. 患了慢性病应该怎样正确对待 / 71

82. 慢性病用药时应该注意什么 / 72

二、高血压防治常识

83. 血压是怎样形成的？什么是理想血压 / 73

84. 什么是高血压？高血压怎样分等级 / 73

85. 导致高血压的危险因素有哪些 / 74

86. 测量血压时应注意什么 / 75

87. 如何早期发现、确诊高血压 / 76

88. 得了高血压怎么办，不吃药行吗 / 76

89. 高血压患者的饮食应注意什么 / 77

90. 哪些药物可以引起高血压 / 78

91. 高血压对人体有什么危害 / 78

92. 高血压患者为什么要重视降压治疗 / 79

93. 高血压治疗过程中需要注意什么 / 80

94. 非药物治疗对控制血压有哪些益处 / 80

95. 高血压患者药物治疗需要遵循哪些原则 / 81

96. 高血压患者的体格检查包括哪些内容 / 82

97. 高钠、低钾饮食为什么会使血压升高 / 83

98. 高血压患者怎样做到减少钠盐摄入 / 83

99. 高血压患者容易发生哪些靶器官损害 / 84

100. 高血压患者为什么要控制体重 / 85

101. 高血压的治疗目标是什么 / 86

102. 高血压患者长期应用阿司匹林要注意什么 / 86

103. 高血压患者应该如何锻炼 / 87

104. 高血压患者生活中要注意什么 / 88

105. 高血压患者的饮食应该
     注意什么 / 89
106. 高血压治疗中常见的误区
     是什么 / 90

三、冠心病防治常识
107. 什么是冠心病 / 91
108. 冠心病的早期症状有
     哪些 / 91
109. 诊断冠心病应做哪些
     检查 / 92
110. 冠心病发病的危险因素有
     哪些 / 93
111. 如何判断自己是否患有
     冠心病 / 93
112. 冠心病诊断方法有哪些 / 94
113. 冠心病的治疗方法有
     哪些 / 95
114. 什么是心绞痛 / 96
115. 冠心病、心绞痛发作应采
     取什么急救措施 / 96
116. 什么是心肌梗死? 有何
     危害 / 97
117. 急性心肌梗死的先兆症状
     有哪些 / 97
118. 发生心肌梗死该怎么办 / 98
119. 引起急性心肌梗死的诱因

有哪些 / 99
120. 怎样预防心肌梗死 / 99
121. 冠心病患者有哪些注意的
     事项 / 100
122. 冠心病患者运动时需要
     注意什么 / 101
123. 冠心病患者为何不宜在
     清晨锻炼身体 / 102
124. 怎样早期发现冠心病 / 102
125. 冠状动脉粥样硬化狭窄是
     怎么分级的 / 103
126. 冠状动脉粥样硬化狭窄
     怎样防治 / 104
127. 冠状动脉造影有何临床
     意义 / 104
128. 哪些人需要做冠状动脉
     造影 / 105

四、糖尿病防治常识
129. 什么是糖尿病 / 105
130. 哪些人容易患糖尿病 / 106
131. 糖尿病有哪些临床
     表现 / 107
132. 如何早期发现糖尿病 / 107
133. 为什么有的糖尿病患者
     没有自觉症状 / 108
134. 糖尿病的诊断标准是

什么／109

135. 糖尿病患者治疗需要遵守哪些原则／109

136. 糖尿病患者合理用药的五项原则是什么／110

137. 糖尿病患者在治疗中应注意什么／112

138. 胰岛素治疗糖尿病适应证有哪些／112

139. 糖尿病患者使用胰岛素需要注意什么／113

140. 为什么说糖尿病最可怕的是并发症／114

141. 糖尿病患者常见血管病变有哪些／114

142. 正常人应如何预防糖尿病／115

143. 糖尿病患者在日常生活中要注意什么／116

144. 低血糖有哪些表现／116

145. 发生低血糖怎么办／117

146. 糖尿病治疗的五大"法宝"是什么／118

147. 糖尿病的饮食疗法有什么意义／119

148. 糖尿病患者的饮食控制原则有哪些／119

149. 糖尿病患者应该怎样合理饮食／121

150. 糖尿病患者不宜吃哪些食物／122

151. 糖尿病患者宜吃哪些蔬菜／123

152. 糖尿病患者不吃主食行吗／123

153. 限制主食，不限制副食有利于糖尿病的控制吗／124

154. 为什么糖尿病患者应限制高盐饮食／125

155. 糖尿病患者怎么选用水果／125

156. 糖尿病患者如何进行运动治疗／126

157. 运动对糖尿病患者有什么益处／127

158. 什么运动方式最适合糖尿病患者／128

159. 糖尿病患者在什么情况下不宜进行体育运动／129

160. 糖尿病患者如何保护眼睛／130

161. 糖尿病患者能否享有与正常人一样的寿命／131

162. 糖尿病患者外出活动应做

到哪五个携带 / 131

五、慢阻肺防治常识

163. 什么是慢阻肺 / 132

164. 慢阻肺常见症状有
哪些 / 133

165. 慢阻肺是怎样发生
发展的 / 134

166. 哪些因素会增加患慢阻肺
的可能性 / 135

167. 慢阻肺常见并发症有
哪些 / 135

168. 什么是诊断慢阻肺的
"金标准" / 136

169. 得了慢阻肺怎么办 / 136

170. 慢阻肺缓解期应注意
什么 / 137

171. 控制慢阻肺病程进展需要
注意什么 / 138

172. 怎样尽早发现慢阻肺 / 139

173. 为什么说吸烟是慢阻肺
罪魁祸首 / 140

174. 慢阻肺患者如何做到积极
排痰 / 141

175. 慢阻肺患者家庭护理注意
什么 / 142

176. 慢阻肺患者如何预防冬季

急性发作 / 143

177. 慢阻肺患者怎样防范上
呼吸道感染 / 144

178. 慢阻肺患者饮食应该注意
什么 / 144

179. 慢阻肺患者运动锻炼时
应该注意什么 / 145

180. 如何远离慢阻肺 / 146

六、脑中风防治常识

181. 什么是脑血管病 / 147

182. 脑血管病的原因和表现有
哪些 / 148

183. 脑血管病的危险因素有
哪些 / 149

184. 脑动脉硬化是脑血管病的
危险因素吗 / 149

185. 脑血管病的诱发因素有
哪些 / 150

186. 遇到突然中风的老人应该
采取哪些措施 / 150

187. 如何有效预防脑血
管病 / 151

188. 肥胖是否会引起脑血
管病 / 152

189. 脑血管病患者为什么要
及早就医 / 153

190. 脑血管病的治疗方法有

哪些 / 153

191. 为什么脑血管病容易
复发 / 154

192. 年龄与脑血管病有何
关系 / 155

193. 情绪与脑血管病有何
关系 / 155

194. 饮食与脑血管病有
关系吗 / 156

195. 脑血管病患者为什么要
注意口腔卫生 / 157

196. 为什么说防治高血压、糖
尿病对预防脑血管病至关
重要 / 158

197. 适量运动能预防脑
血管病吗 / 158

198. 有心脏病的人易发生脑卒
中吗 / 159

199. 血脂异常与脑卒中发病
有关系吗 / 160

200. 脑血管病患者的康复要
关注什么 / 160

七、癌症防治常识

201. 什么是肿瘤,什么是
癌症 / 161

202. 恶性肿瘤有哪些特征,常
见恶性肿瘤有哪些 / 162

203. 哪些人易患癌症 / 162

204. 人体哪些部位最容易
致癌 / 164

205. 癌症会传染吗 / 165

206. 为什么患恶性肿瘤的人
越来越多 / 165

207. 生活中存在哪些致癌
因素 / 166

208. 吸烟与患癌的关系究竟有
多大 / 166

209. 恶性肿瘤的早期信号有
哪些 / 167

210. 什么叫作癌症转移或
扩散 / 168

211. 癌症患者怎样选择治疗
方法 / 169

212. 癌症检查有哪些方法 / 170

213. 患了癌症怎么办 / 170

214. 癌症能预防吗 / 171

215. 世界卫生组织 13 条 "防癌
要点" 是什么 / 172

216. 哪 10 种生活方式能够降低
癌症发生 / 173

217. 防癌饮食有哪些 / 174

八、高脂血症及肥胖防治常识

218. 什么是高脂血症 / 175

219. 血脂是怎样形成的 / 176

220. 高脂血症有何危害 / 176

221. 高脂血症的诊断标准是什么 / 177

222. 哪些人易患高脂血症 / 178

223. 高脂血症的防治措施有哪些 / 179

224. 高脂血症的饮食调节原则是什么 / 180

225. 高脂血症与慢性病有何关系 / 181

226. 高血压为什么常并发高脂血症 / 181

227. 糖尿病患者为什么常合并血脂增高 / 182

228. 高脂血症为什么会导致冠心病 / 183

229. 高脂血症患者在运动锻炼时应该注意什么 / 183

230. 如何判断超重和肥胖 / 184

231. 超重和肥胖与慢性病有何关系 / 185

232. 肥胖症有哪些危害 / 186

233. 超重和肥胖是怎么导致的 / 187

234. 为什么测量腰围对诊断超重更有意义 / 188

235. 如何预防肥胖 / 188

236. 有效方便的减肥方法有哪些 / 189

237. 通过什么运动方法可以减肥 / 190

238. 哪些人需要采用药物减肥 / 191

第三篇　老年安全用药

一、老年人安全用药基本知识

239. 什么是安全用药 / 194

240. 老年人为什么要安全用药 / 194

241. 老年人安全用药须掌握哪些原则 / 195

242. 老年人为什么切忌滥用药 / 196

243. 老年人应慎用哪些药 / 197

244. 什么是老年人药物依赖 / 198

245. 老年人如何防止药物
依赖／198

246. 老年人如何保管常备
药品／199

247. 老年人使用非处方药要
注意哪些问题／200

248. 老年人如何正确口服
用药／201

249. 老人服中成药应遵循哪些
准则／202

250. 哪些中成药与西药不宜
联合应用／203

251. 老年人药物不良反应有
哪些主要表现／203

252. 老年人为何容易发生药物
不良反应／204

253. 老年人如何预防药物不良
反应／205

二、高血压患者安全用药

254. 降压药物应用的基本原则
是什么／206

255. 常用降压药物的种类有
哪些／207

256. 老年人高血压如何选择
降压药物／207

257. 高血压患者需不需要经常
换药／208

258. 老年人如何看待降压药的
副作用／208

259. 高血压脑出血后用药应
注意什么／209

260. 老年收缩期高血压用哪些
降压药为好／209

261. 老年高血压患者在治疗过程
中要注意哪些问题／210

262. 老年高血压患者如何服用
降压药／210

263. 哪些药物会引起高血压／211

三、冠心病患者安全用药

264. 冠心病患者安全用药的
原则是什么／212

265. 冠心病患者应该随身携带
什么药／213

266. 冠心病患者如何掌握好服
药时间／213

267. 冠心病老人用药有哪些
禁忌／214

268. 老人心绞痛个体化用药
有哪些／215

269. 如何正确使用硝酸
甘油片／215

270. 如何正确服用心痛定／216

271. 如何正确服用速效
救心丸／217

272. 哪些防治冠心病的药物易引起停药反应 / 218

273. 哪些老年人需要服用阿司匹林 / 218

四、脑血管病患者安全用药

274. 脑血管病用药的原则是什么 / 219

275. 缺血性脑血管病最主要的治疗药物有哪些 / 220

276. 什么时候用抗血小板药？如何服用 / 220

277. 服用阿司匹林期间，具有哪些症状的患者需要警惕消化道损伤 / 221

278. 脑血管病患者用药注意哪四个要点 / 221

279. 便秘的脑血管病患者如何使用通便药 / 222

280. 哪些药会引起中风 / 223

281. 脑出血患者能否用硝酸甘油降压 / 224

282. 血脂低于正常值是否使用降脂药 / 225

283. 口服他汀类降脂药注意事项有哪些 / 225

284. 在家中接受康复治疗的脑血管病患者突然发热，是否应立即服用退烧药 / 226

五、糖尿病患者安全用药

285. 老年糖尿病用药原则有哪些 / 226

286. 常用降糖药有哪些 / 227

287. 老年人什么时间口服降糖药 / 228

288. 正确使用胰岛素的方法是什么 / 229

289. 如何存放胰岛素 / 229

290. 老年糖尿病患者如何使用胰岛素 / 229

291. 老年人如何避免低血糖症 / 230

292. 老年人为什么不宜用长效、强效降糖药 / 231

六、其他老年常见病安全用药

293. 老年痴呆患者如何安全用药 / 231

294. 老年人骨质增生可用哪些药物治疗 / 232

295. 老年性白内障用什么药物治疗 / 233

296. 前列腺肥大患者忌用哪些药 / 233

297. 前列腺肥大用什么药物治疗 / 234

298. 哮喘发作时怎样正确使用
喷雾剂 / 235

299. 老年人用哮喘药时要注意
什么 / 235

300. 为什么老年人不宜用阿托
品散瞳 / 236

301. 老年人怎么选择
安眠药 / 237

第四篇　老年家庭护理

一、生活护理

302. 家庭护理有什么
重要性 / 240

303. 如何为老年人营造舒适
健康的居室环境 / 241

304. 如何进行家庭消毒和
灭菌 / 241

305. 如何做好老年人的衣着
卫生 / 242

306. 老年人的饮食原则有
哪些 / 243

307. 怎样帮助老年人促进
睡眠 / 243

308. 老年人锻炼时应该注意
什么 / 244

309. 老年人怎样测试合适的
运动强度 / 245

310. 如何与老年人沟通 / 245

311. 怎样为卧床老年人进行
口腔护理 / 246

312. 怎样为卧床老人更换
床单 / 247

313. 肢体活动受限制的老年人
如何更换衣裤 / 247

314. 怎样帮助老人床上更换
体位 / 248

315. 如何协助老年人从床到
轮椅的转移 / 249

316. 如何使用热水袋 / 249

317. 怎样为卧床老年人床上
擦浴 / 250

318. 老年人洗浴应注意
什么 / 251

319. 老年人发生呕吐如何
处理 / 252

320. 老年人如何预防便秘 / 252

321. 如何协助老人解除
便秘 / 253

322. 患有糖尿病的老人怎样

正确洗脚 / 253

323. 老年人如何预防感染性
疾病 / 254

二、基础护理

324. 眼药水怎样保存 / 254

325. 怎样为老年人点
眼药水 / 255

326. 怎样为老年人使用
滴鼻剂 / 256

327. 怎样为老年人使用
滴耳剂 / 256

328. 怎样为老年人测量
体温 / 257

329. 老年人发热时如何
护理 / 258

330. 如何用冰袋为老年人进行
物理降温 / 258

331. 怎样预防和缓解心绞痛
发作 / 259

332. 老年人突发心脏骤停如何
进行心肺复苏术 / 259

333. 怎样为老年人测量
血压 / 260

334. 怎样护理高血压老人 / 262

335. 如何预防和处理老年人体
位性低血压 / 262

336. 高血压老人怎样保证
睡眠 / 263

337. 高血压老人夜间护理
应注意什么 / 263

338. 老年人如何正确监测
血糖 / 264

339. 患糖尿病的老人如何预防
糖尿病足 / 265

340. 患糖尿病的老人如何正确
洗澡 / 266

341. 糖尿病老人如何预防低
血糖的发生 / 266

342. 如何指导糖尿病老人
饮食 / 267

343. 老年人发生短暂性脑缺血
如何处理 / 268

344. 脑卒中老人呕吐时怎样
护理 / 268

345. 怎样帮助吞咽困难的脑卒
中老人进食 / 269

346. 脑卒中老人怎样进行功能
康复护理 / 269

347. 老年人癫痫发生时如何
急救护理 / 270

348. 怎样帮助老年人咳出
痰液 / 271

349. 如何预防老年人支气管
哮喘发作 / 271

13

350. 老年人支气管哮喘急性
发作怎么办 / 272

351. 如何预防老年人肺炎的
发生 / 273

352. 患慢性阻塞性肺气肿老年人
如何进行家庭氧疗 / 273

353. 老年人进行家庭氧疗的
注意事项有哪些 / 274

354. 如何指导慢阻肺老人进行
呼吸肌功能锻炼 / 274

355. 老年人患泌尿系感染如何
护理 / 275

356. 老年人前列腺增生有哪些
症状 / 276

357. 老年人如何预防前列腺
增生 / 276

358. 老年人前列腺增生术后
如何护理 / 277

359. 如何护理膀胱造瘘术
老人 / 277

360. 血液透析的老人动静脉内
瘘如何护理 / 278

361. 如何做好卧床老人鼻饲
护理 / 279

362. 老视（老花眼）如何
护理 / 279

363. 老年人如何做好沙眼的

日常护理 / 280

364. 老年人怎样预防
青光眼 / 280

365. 老年人患慢性咽炎如何
护理 / 281

366. 老年人如何预防
鼻出血 / 282

367. 如果有异物进入老年人
鼻腔如何处理 / 282

368. 老年人睡眠打鼾如何
护理 / 283

369. 老年人发生突发性耳聋
如何护理 / 283

370. 老年人初戴助听器要注意
什么 / 284

371. 长期卧床的老年人如何
预防压疮 / 284

372. 老年人如何预防尿
失禁 / 285

373. 怎样指导尿失禁老人正确
训练 / 286

374. 老年人留置尿管如何
护理 / 287

375. 如何帮助留置尿管的老人
更换尿袋 / 288

376. 老年人怎样预防吸入性
肺炎的发生 / 288

三、意外伤害护理

377. 怎样正确拨打 120 / 289
378. 老年人意外跌倒原因有
　　哪些 / 289
379. 怎样预防老年人跌倒 / 290
380. 老年人突然跌倒如何
　　处理 / 291
381. 老年人吃饭时卡到鱼刺
　　如何处理 / 291
382. 老年人发生噎呛如何
　　处理 / 292
383. 老年人发生气管异物如何
　　处理 / 293
384. 老年人发生烫伤如何
　　处理 / 294
385. 老年人药物中毒时应如何
　　紧急处理 / 295
386. 老年人发生食物中毒时应
　　如何
　　紧急处理 / 296
387. 老年人如何预防中暑 / 297
388. 老年人中暑时应如何紧急
　　处理 / 298
389. 老年人发生骨折应如何
　　正确急救 / 299

390. 老年人发生踝关节扭伤后应
　　如何进行紧急处理 / 302
391. 老年人突发腰扭伤时应
　　如何进行紧急处理 / 303
392. 老年人外伤出血怎样
　　处理 / 304
393. 老年人被猫、狗咬伤后
　　如何处理 / 304

四、临终护理

394. 临终关怀应给予哪些
　　护理 / 305
395. 临终前如何做好老年人
　　饮食护理 / 305
396. 老年人临终前出现呼吸
　　困难如何护理 / 306
397. 老年人临终前出现大出血
　　如何处理 / 306
398. 老年人临终前大小便失禁
　　时如何处理 / 307
399. 临终前如何护理老年人的
　　伤口 / 307
400. 临终护理需要注意
　　什么 / 308

参考文献 / 309

第一篇

老年保健常识

一、老年人健康常识

1. 老年人的划分标准是什么

联合国提出老年人的划分标准是：发达国家 65 岁以上者确定为老年人，发展中国家 60 岁以上者为老年人，在中国，60 周岁以上的公民为老年人。老年期被视为生命过程中的一个阶段，此阶段的老人又可分为：年轻老人指 60 岁或 65 岁到 74 岁的老人；老老人指 75 岁到 84 岁的老人；高龄老人指 85 岁以上的老人。60～89 岁为老年期，90 岁以上为长寿期。

2. 什么是健康

健康是指一个人在身体、精神和社会等方面均处于良好的状态。传统的健康观是"无病即健康"，现代人的健康观是整体健康。世界卫生组织（WHO）提出了 21 世纪健康的新概念："健康不仅是没有疾病，而且包括身体健康、心理健康、社会适应能力良好和道德健康。"

（1）身体健康是指人体结构完整，体格健壮，各组织、器官功能正常，无不适感。

（2）心理健康是指智力正常，内心世界丰富、充实、和谐、安宁、情绪安定，有自信心，能适当评价自己，言行协调统一，有充分的安全感等。

（3）社会适应能力良好是指能与自然环境、社会环境保持良好接触，并具有良好的适应能力，有一定的人际交往能力，能有效应对日常生活和工作中的压力。

（4）道德健康是指积极适应并自觉遵守社会生活中待人处世应当遵循的各种规律、规则和规范。

3. 什么是健康概念新扩展

随着人们对健康认识的不断发展和深化，健康的概念也在不断扩大，不断延伸。

（1）生物领域：由从局部观念看待健康，发展到从整体观念看待健康，把人的健康看成是整个生态系统健康的一部分。

（2）心理领域：扩大到知、情、意、行方面的健康状态。主要包括发育正常的智力、稳定而快乐的情绪、高尚的情感、坚强的意志、良好的性格及和谐的人际关系等，具有自我调控的能力，能调节自己的行为。

（3）社会领域：从个人健康扩大到整个社会人群健康，扩大到人的整个社会意识和行为健康，健康成为价值观念、行为规范、道德准则的基础。

（4）经济领域：从人的健康扩大到生产力的健康，健康是人力资本的两大基石之一，劳动力是生产力的基础，发展生产力就必须投资健康。

4. 什么是心理健康

心理健康是指一个人的基本心理活动协调一致（即认知、情感、意志、行为和人格完整协调），且社会适应良好的一种状态。心理健康每时每刻都在影响人的身体健康，人的体内有一种最有助于身心健康的力量，即良好的情绪，个体若善于调节情绪，经常保持心情愉快，可以增强身体的免疫功能，起到未病先防、有病早愈的效果。

世界心理卫生联合会提出心理健康的标准是：

（1）身体、智力、情绪十分协调。

（2）适应环境，人际关系中能彼此谦让。

（3）有幸福感。

（4）在学习和工作中能充分发挥自己的能力，生活质量高。

5. 追求健康的目的是什么

对个人而言，只有拥有健康才能充分享受美好的生活，才能更好地为社会创造财富，更好地为他人服务，更多地为社会和家庭做贡献，更全面地实现自己的人生价值和社会价值。如果失去了健康，不仅自己不能很好地享受生活，也不能很好地为社会做贡献、为他人服务、对家庭尽责，甚至还可能增加家人和社会的负担。如果老年人失去健康，给子女们带来的则是沉重的负担。因此，追求健康不仅是个人的需要，也是家庭和社会的需要。追求健康、保护健康是履行一项个人、家庭和社会的责任。

6. 影响健康的因素有哪些

（1）行为和生活方式因素。此是指因自身不良行为和生活方式，直接或间接给健康带来不利影响的因素。如糖尿病、高血压、冠心病、结肠癌、前列腺癌、乳腺癌、肥胖症、性传播疾病和艾滋病、精神性疾病、自杀等均与行为和生活方式有关。

①行为因素：行为是影响健康的重要因素，几乎所有影响健康的因素都与行为有关。例如吸烟与肺癌、慢性阻塞性肺病、缺血性心脏病及其他心血管疾病密切相关，酗酒、吸毒、婚外性行为等不良行为也严重危害人类健康。

②生活方式：生活方式和不良行为导致了慢性非传染性疾病及性病、艾滋病的迅速增加。近年来我国恶性肿瘤、脑血管病和心血管病已占总死亡原因的61%。据美国调查，只要有效地控制行为危险因素，如不合理饮食、缺乏体育锻炼、吸烟、酗酒和滥用药物等，就能减少40%~70%的早死人口数量，1/3的急性残疾人口数量，2/3的慢性残疾人口数量。

（2）环境因素。强调人体与自然环境和社会环境的统一，强调健康、环境与人类发展不可分割。

①自然环境：保持自然环境与人类的和谐，对维护、促

进健康有着十分重要的意义。若破坏了人与自然的和谐，人类社会就会遭到大自然的报复。

②社会环境：包括社会制度、法律、经济、文化、教育、人口、民族、职业等，社会制度确定了与健康相关的政策、法律、法规等。

（3）生物学因素——遗传。据调查，目前全国出生婴儿缺陷总发生率为13.7%，其中严重智力低下者每年有200万人。遗传还与高血压、糖尿病、肿瘤等疾病的发生有关。

（4）卫生医疗服务。指社会卫生医疗设施和制度的完善状况。

影响健康的四个因素中，环境因素起重要作用，其次是行为和生活方式、卫生医疗服务，生物学因素虽影响较小，但一旦出现遗传病，则不可逆转。这四个因素彼此又有相互依存关系。

7. 什么是全球十大健康危险因素

2005年世界卫生组织列举了全球十大健康危险因素，分别是儿童和孕妇低体重、不安全性行为、高血压、烟草使用、酒精依赖、环境卫生和个人卫生、高胆固醇、来自固体燃料的室内烟雾、铁缺乏和超重（肥胖症）。

8. 健康危险因素是否可控

健康危险因素分为可控和不可控两大类。可控因素是通过干预措施或行为改变，减少或消除危险因素对健康的影响，如高血压、高血脂、超重与肥胖等生物学因素，酗酒、身体活动不足、高脂高盐高糖饮食、不安全性行为、药物成瘾等生活方式因素，环境污染、职业暴露等环境因素属于可控因素。不可控因素包括性别、种族、遗传家族史等。

9. 衡量健康的标准有哪些

世界卫生组织提出衡量健康的标准有以下 10 条。

（1）精力充沛，日常生活、学习和工作能从容应对，不感到过分紧张和疲劳。

（2）处事乐观，态度积极，乐于承担责任。

（3）应变能力强，能适应环境的各种变化。

（4）对一般性感冒和传染病有抵抗能力。

（5）体重标准，体态匀称，身体协调性较好。

（6）眼睛明亮、反应敏捷。

（7）牙齿清洁、无缺损、无疼痛，牙龈颜色正常、无出血现象。

（8）头发有光泽，无头屑。

（9）骨骼健康，肌肉、皮肤有弹性，走路轻松。

（10）善于休息，睡眠良好。

10. 什么是亚健康

按照健康的标准，只有 15% 的人能达到该标准，而 15% 的人有病。70% 的人处于健康和患病之间的过渡状态，世界卫生组织称其为第三状态，即没有疾病但又不完全健康的状态，也就是说处于机体无明显疾病状态，但活力降低，适应能力出现不同程度减退的一种生理状态，如乏力、头昏、头痛、耳鸣、气短、心悸、烦躁等。这种状态即亚健康状态。它是一种临界状态，指非病非健康状态，这是一类次等健康状态，是健康与疾病之间的状态，故又有"次健康""中间状态"之称。处于亚健康状态的人，没有明确的疾病表现，却出现精神活力和适应能力的下降，如果这种状态不能及时得到纠正，非常容易引起各种身心疾病。

11. 导致亚健康的原因有哪些

（1）过度疲劳造成的精力、体力透支。

（2）人体自然衰老，机体器官开始老化出现的体力不支。

（3）现代身心疾病，如心脑血管疾病、肿瘤等的潜临床或前临床状态。

（4）人体生物周期中的低潮导致维持生命的器官运行和新陈代谢等生物节律的紊乱。

（5）个人的不良生活方式。

（6）社会环境及人性需求产生的压力。

（7）环境污染的影响。

总之，包括心理、生理和社会三方面因素失调。

12. 防治亚健康状态的主要措施有哪些

保持合理的生活方式、营养平衡的饮食、科学的运动和愉快的情绪是预防亚健康发生的主要方法。

（1）均衡调整饮食结构，平衡膳食。

（2）适量运动锻炼。

（3）戒烟限酒。

（4）顺应自然规律，生活起居有常，劳逸结合。

（5）调整自我，学会减压。

（6）定期检查身体，早期诊断、防治疾病。

总的来说，预防亚健康有"十字"方针，即"平心，减压，顺势，改变，免疫"。

"平心"，即平衡心理、平静心态、平稳情绪。

"减压"，即适时缓解过度紧张和压力。

"顺势"，即顺应生物钟，调整好休息和睡眠。

"改变"，即通过改变不良生活方式和习惯，从源头上堵住亚健康状态发生。

"免疫"，即通过有氧代谢运动等增强自身免疫力。

13. 什么是健康管理，健康管理的基本程序是什么

健康管理，就是针对个体或群体的健康进行全面监测、分析、评估、提供健康咨询和指导以及对健康危险因素进行干预的全过程。健康管理的宗旨是调动个体和群体及整个社会的积极性，利用有限的资源来达到最大的健康效果。就是要将科学、健康的生活方式提供给健康需求者，变被动的健康护理为主动的健康管理，更加有效地保护和促进人类的健康。

健康管理的基本程序是：

（1）了解自身健康状况。只有了解个人的健康状况，才能有效地维护个人的健康。具体来说，就是收集服务对象的个人健康信息。个人健康信息包括个人一般情况（性别、年龄等）、目前健康状况和疾病家族史、生活方式（膳食、体力活动、吸烟、饮酒等）、体格检查（身高、体重、血压等）和血、尿实验室检查（血脂、血糖等）。

（2）进行健康及疾病风险性评估。根据所收集的个人健康信息，对个人的健康状况及未来患病或死亡的危险性用数学模型进行量化评估。其主要目的是帮助个体综合认识健康风险，鼓励和帮助人们纠正不健康的行为和习惯，制定个性化的健康干预措施并对其效果进行评估。

（3）进行健康干预。在前两部分的基础上，以多种形式来帮助个人采取行动，纠正不良的生活方式和习惯，控制健康危险因素，实现个人健康管理的目标。与一般健康教育和健康促进不同的是，健康管理过程中的健康干预是个性化的，即根据个体的健康危险因素进行个体指导，设定个体目标，并动态追踪效果。如健康体重管理、糖尿病管理等，通过个人健康管理日记、参加专项健康维护课程及跟踪随访措施来达到健康改善效果。

14. 我国健康老人五项标准是什么

（1）重要脏器的增龄性改变未导致功能异常，无重大疾病，相关高危因素控制在与其年龄相适应的达标范围内，具有一定的抗病能力。

（2）认知功能基本正常，能适应环境，处事乐观积极，自我满意或自我评价好。

（3）能恰当处理家庭和社会人际关系，积极参与家庭和社会活动。

（4）日常生活活动正常，生活自理或基本自理。

（5）营养状况良好，体重适中，保持健康的生活方式。

15. 什么是健康生活方式的"1236"法则

1是养成一种健康生活方式；

2是遵循两个养生健康理论：中医养生与健康管理；

3是推进三大健康实施步骤：健康监测、健康评估、健康干预；

6是采取六种健康养生方法：生态运动养生、生态饮食养生、生态四季养生、生态起居养生、生态情志养生、生态药食养生。

16. 老年人保持健康应注意什么

（1）吃得合理：少吃多餐，吃营养均衡的低脂肪食物。

（2）喝得适当：多喝水，少喝啤酒、果酒和白酒。

（3）不吸烟：戒烟不分迟早。吸烟可增加患心脏病或癌症的概率，并缩短寿命。

（4）散步：散步是保持机敏灵活和健康最好的办法。新鲜空气比补药更好。

（5）多寻求乐趣：与家庭、朋友及邻居保持联系。记住要活到老、学到老、教到老。

（6）积极自信：爽朗乐观使人容易接近你。

（7）性生活：性生活没有年龄限制。

（8）运动：不很剧烈的运动对健康是有益的，还可使你接触其他人。

17. 老年人不健康的生活习惯有哪些

（1）每周没有固定的锻炼身体的时间。

（2）感冒、拉肚子、胃疼等小病从来不到医院看，能忍就忍。

（3）经常不吃早餐。

（4）经常久坐不动。

（5）不能保证充足的睡眠，常常在晚上 12 点以后睡觉。

（6）一日三餐不能按时吃饭。

（7）与家人缺少交流，精神压力与日俱增。

（8）吸烟不限，喝酒无量，忽视健康。

（9）出于减肥的目的，只吃少量的主食。

（10）新鲜的水果、蔬菜摄入较少，爱吃油炸、煎类食物。

（11）小心眼，事事计较，精神长期处于紧张状态。

（12）老了才养生。误以为年轻时无须养生。一旦零件有损，养生为时已晚。

18. 老年人应养成哪些健康的生活习惯

（1）每天晒太阳 15～20 分钟。阳光强时，应戴太阳镜；待在树荫下，也可获得同样的效果。适量多晒太阳能帮助人体制造维生素 D，研究表明维生素 D 有抗癌作用。

（2）咳嗽、打喷嚏时掩口鼻。勤用肥皂和流动的水洗手，常洗澡，不与他人共用毛巾和洗漱用具。

（3）早晚刷牙，饭后漱口。义齿须每天摘下洗净，然后浸泡。每 3 个月换 1 次牙刷。

（4）除雾霾等特殊天气外，每天最好早、中、晚各开窗 1 次，每次 15～20 分钟。做饭时也应及时打开窗户或油烟机。

（5）每天睡眠不少于 6 小时，最好有午休。

（6）起床后马上喝杯温开水。每周至少喝 3 次蔬果汁。最好能生吃些洋葱。不吸烟，少饮酒（最好不喝白酒）。控制体重。尽量减少食用可乐等碳酸饮料及快餐等加工食品，因其含有大量的磷，会妨碍人体吸收钙，不利于骨骼健康。

（7）不在强光或光线暗的地方看电视、电脑、书报，远离噪音。

（8）每天坚持一定时间的听、说、读、写等多样化认知能力的锻炼。

（9）每天步行 30 分钟，适当出汗。运动能促进血液循环，有助于健康长寿。

（10）重视跌倒预防。活动时，穿戴应合身、合脚，鞋底应防滑。视力不好者建议佩戴眼镜。

19. 上网的老年人应如何保护健康

老年人上网已经很普遍，要注意养成良好的卫生习惯：不宜一边上网一边吃东西，也不宜在电脑室内就餐，否则易造成消化不良或胃炎；注意保持皮肤清洁；注意补充营养：在荧光屏前时间过长，视网膜上的视紫红质会被消耗掉，而视紫红质主要由维生素 A 合成，因此，上网的老年人应多吃些胡萝卜、白菜、豆芽、豆腐、红枣以及牛奶、鸡蛋、动物肝脏、瘦肉等食物，以补充人体内维生素 A 和蛋白质；注意正确的姿势，操作时坐姿应正确舒适；注意上网环境：电脑室内光线要适宜，不可过亮或过暗，避免光线直接照射在荧光屏上而产生干扰光线；注意劳逸结合：一般来说，连续上网 1 小时后应该休息 10 分钟左右，并且最好到室外活动活动，散散步，做做广播操，进行积极的锻炼；注意保护视力：欲保护好视力，除了定时休息、注意补充含维生素 A 类丰富的食物之外，最好远眺，经常做眼保健操，保证充足的睡眠时间。

20. 怎样警惕身体出现的异常变化

（1）每年至少体检 1 次。注意追踪检查结果，及时采取有效措施。

（2）警惕身体的异常变化。身体若有以下异常：不明原因体重下降；短暂晕厥，一侧肢体麻木、无力；痰中带血；心慌、心前区憋闷；食欲下降，大便次数或性状改变，血便、柏油样便；无痛性血尿；颈部、乳腺、腋下、大腿根部出现"疙瘩"或摸到肿块等，应及时检查诊治。

（3）生病就诊，谨遵医嘱。生病后，一定要到正规医疗机构诊治，遵医嘱治疗，不贪图便宜和听信传言乱投医，也不要自行用药、停药；千万别瞒着医生采用多个治疗方案。忌用"偏方""验方""秘方"。

（4）突发急重症及时拨打120，采取适当方法现场救助。

21. 家庭健康有哪些标准

中国健康教育中心推出家庭健康十条标准是：

（1）合理膳食。谷类蔬果豆蛋奶，食物多样营养好。

（2）充足睡眠。成人确保睡眠好，七八小时才足觉。

（3）口腔卫生。早晚漱口与刷牙，不与他人共牙刷。

（4）个人卫生。洗手洗澡成习惯，一盆一巾要坚持。

（5）妇女卫生。毛巾专用每天洗，卫生巾要及时换。

（6）婴儿护理。婴儿皮肤护理好，保持清洁与干燥。

（7）头发护理。头发两天洗一遭，去屑止痒有良效。

（8）衣物护理。内衣外衣洗分开，清洁去渍多晾晒。

（9）身心健康。适宜运动要坚持，心理平衡促和谐。

（10）环境保护。环境关系人健康，共同呵护靠大家。

22. 世界卫生组织食品安全十定律是什么

（1）吃熟透的食物。

（2）食物一旦熟好及时吃掉。

（3）存放食品 4～5 小时，在高温 160℃ 以上或低温 100℃ 以下保存为宜。

（4）食用加工过的食品，不喝未经消毒的牛奶。

（5）存放过的熟食必须重新再烧熟后方可食用。

（6）生、熟切菜板要分开使用。

（7）保持厨房卫生。

（8）操作食品前要彻底洗手。

（9）不要让昆虫、鼠类和其他动物接触食品。

（10）饮用水及做食品用水必须纯净，无污染。

23. 世界卫生组织推荐的六类最佳食物是什么

（1）最佳水果。木瓜、草莓、橘子、柑子、猕猴桃、芒果、杏、柿子与西瓜。

（2）最佳蔬菜。红薯、芦笋、卷心菜、花椰菜、芹菜、茄子、甜菜、胡萝卜、荠菜、金针菇、雪里红、大白菜。

（3）最佳肉食。鹅、鸭肉化学结构接近橄榄油，对心血管有益。鸡肉则被称为"蛋白质的最佳来源"。

（4）最佳健脑食物。菠菜、韭菜、葱、椰菜、菜椒、豌豆、西红柿、胡萝卜、小青菜、蒜苗、芹菜等蔬菜，核桃、花生、开心果、腰果、松子、杏仁、大豆等壳类食物以及糙米饭等。

（5）最佳汤食。鸡汤最优，特别是母鸡汤有防治感冒、支气管炎的作用，尤其适于冬春季饮用。

（6）最佳食油。玉米油、米糠油、芝麻油等较佳，植物油与动物油按 1∶0.5 的比例调配食用更好。

24. 世界卫生组织公布的十大垃圾食品有哪些

（1）油炸类食品。此类食品热量高，含有较高的油脂和氧化物质，经常食用易导致肥胖，也易导致高脂血症和冠心病。有研究表明，常吃油炸食物的人群，癌症的发病率高于不吃油炸食物的人群。

（2）罐头类食品。不论是水果还是肉类罐头，其中的营养素都遭到大量的破坏，特别是各类维生素几乎被破坏殆尽。罐头制品中的蛋白质常常出现变性，使其消化吸收率大为降低，营养价值大幅度"缩水"。

（3）腌制食品。腌制食品钠盐含量严重超标，造成食者肾脏负担加重，发生高血压的风险增高。食品在腌制过程中可产生大量的致癌物质亚硝胺，导致鼻咽癌等恶性肿瘤的发病风险增高。常食用腌制食品者，胃肠炎症和溃疡的发病率较高。

（4）加工的肉类食品（火腿肠等）。加工的肉类食品含有一定量的亚硝酸盐，有导致癌症的潜在风险。此外由于添加防腐剂、增色剂和保色剂等，造成人体肝脏负担加重。火腿等制品大多为高钠食品，大量食用可导致盐分摄入过高，造成血压高及肾功能损害。

（5）肥肉和动物内脏类食品。此类食品含有一定量的优质蛋白、维生素和矿物质，但所含有的大量饱和脂肪酸和胆固醇，是导致心血管疾病最重要的膳食因素。长期大量食用可大幅度增高心血管疾病和恶性肿瘤的发生风险。

（6）奶油制品。常食用可导致体重增加，甚至出现血糖和血脂升高。

（7）方便面。方便面属于高盐、高脂、低维生素、低矿物质类食物。因盐分含量高增加肾负荷，会使血压升高；含有一定的人造脂肪（反式脂肪酸），对心血管有负面影响；含有防腐剂和香精，对肝脏有潜在的不利影响。

（8）烧烤类食品。含有强致癌物质三苯四丙吡。

（9）冷冻甜点。包括冰淇淋、雪糕等。这类食品因含有较多量的奶油，易导致肥胖；因高糖，可降低食欲；还可能因为温度低而刺激胃肠道。

（10）果脯、话梅和蜜饯类食品。含有亚硝酸盐，在人体内可结合胺形成潜在的致癌物质亚硝酸胺；含有香精等添加剂，可能损害肝脏。

25. 容易致癌的四个炒菜习惯是什么

（1）炒菜后不刷锅接着炒。不少老人都有这样的习惯：刚炒过鸡蛋，锅里还有一些底油，放点油再接着炒其他菜，这样既省钱也省油。研究表明，看似干净的锅表面会附着油脂和食物残渣，当再次高温加热时，可能产生苯并芘等致癌物。而且不刷锅接着炒菜，原本在锅里残余的菜很容易烧焦，这也存在一定的致癌隐患。

（2）炒完菜马上关油烟机，可能会诱发肺癌。炒完菜后，空气中依然残留了很多有害物质，应该将抽油烟机继续运转20~30分钟，确保有害气体被完全排出，最大限度地减少其危害。

（3）油冒烟时才下锅。油锅冒烟时，油温往往已经达到200℃以上，此时菜下锅，产生的致癌物会增加患癌症的风险。蔬菜中大量的脂溶性维生素和人体必需的脂肪酸等营养素也被破坏。如何控制油温呢？往油锅里丢一个小葱花，如果葱花周围出现气泡，说明油温可以炒菜了。

（4）剩下的油用来炒菜，残留致癌物含量高。食用油最好只用一次，在控制好油温的情况下，最多2~3次。多次用过的油，里面会有残留致癌物，主要是苯并芘，还有些醛类、杂环化合物等。在食用油的选择方面，尽量少用动物性油脂，最好选用植物油。

26. 保健食品能否代替膳食中的营养

保健食品是指具有某种特定保健功能的食品，即适于特定人群食用，具有某种机能调节功能，不以治疗疾病为目的的食品。所以，对保健食品的正确认识应当是：保健食品既不能代替平衡膳食，也不能代替治病的药品。保健食品不含全面的营养素，人体所需要的全面的营养素，主要靠正常的一日三餐膳食来供给。如果想主要靠保健食品来获取营养，必然会造成营养方面的偏差，导致营养不良。此外，保健食品是针对特定人群的特殊需要而设计的。人们只有针对自己的特殊需要，选择适当的保健食品，才能起到应有的作用。例如，延缓衰老的保健食品，主要适用于中老年人；调节血脂的保健食品，则只适用于高血脂人群。

27. 补钙的方法有哪些

（1）避免钙流失。注意调整饮食。人体钙磷比例失衡，会丢失钙。粗粮中磷的含量较高，摄入过多容易导致钙流失；咖啡因是强脱钙食物，经常食入会促使钙流失；含草酸较多的蔬菜如菠菜、茭白等，与钙结合会形成草酸钙，在体内不溶解，就会流失掉。此外，碳酸饮料和浓茶也是导致钙流失的因素。

（2）补钙的方法。改善膳食结构是补充钙的主要途径。

一是乳及乳制品：正常成年人每天需要 800～1000mg 钙。奶类是含钙最丰富的食品，每天喝 1 杯牛奶（250mL）就可以获得约 260mg 的钙，约相当于每日钙需要量的 1/3。

二是豆及豆制品：豆制品含钙量也很高，以 100g 豆制品计，豆腐含钙 164mg，豆腐干含钙 299mg，豆腐丝含钙 204mg。

三是海产品，如虾米、海带、海蜇、海参、紫菜、鱼类，以及鸡蛋、蔬菜都含有丰富的钙，虾皮每 100g 含钙高达 2000mg。

正常合理食用基本能够满足人体所需，不必另外再补充钙片。另外，经常接受阳光照射和适量运动，可增强钙的吸收能力，增加体内骨钙含量；必要时可补充维生素 D；绝经期妇女补充雌激素。

28. 哪些老年人需要特别补钙

（1）糖尿病患者。糖尿病患者由于渗透性利尿作用，如不及时补钙，容易出现骨皮质变薄、骨质疏松或糖尿病性骨折。

（2）高血压病患者。有研究发现，高血压病患者在节制食盐的同时，适当补充钙剂，有助于降低血压，促进患者早日康复。

（3）骨质疏松患者。骨质疏松的主要原因是脱钙。女性在绝经后，雌激素减少，影响钙在体内的沉积和骨胶原的合成，容易造成骨质疏松，使骨骼脆性增加。老年人由于机体老化，活动减少，骨代谢发生障碍，也易发生骨质疏松，及时补充钙元素是对骨质疏松者最有效的治疗方法。

（4）长期服用中药者。许多长期服用中药的患者由于慢性病的消耗，血钙水平偏低，组织器官功能减弱，影响中药的治疗效果，如果加用钙剂，疗效即可大大提高。

（5）"三饮者"。长期大量饮酒，可使骨代谢发生障碍，引起骨质疏松。好饮浓茶或咖啡者，由于利尿作用，钙排出增加，骨代谢也易发生障碍。因此饮酒、饮茶和饮咖啡者要注意补钙。

29. 老年人几时睡觉？睡眠不好怎么办

俗话说"早睡早起身体好"，这是有一定科学道理的。人在睡眠的时候，意识相对不清楚，肌肉的随意运动停止，从而帮助恢复体能、巩固记忆力，其重要性仅次于呼吸和心跳，是维持健康不可缺少的。良好的睡眠，可以使人第二天保持清醒和活力。

建议晚上 10 点半前准备睡觉。正常睡眠由深睡眠和浅睡眠构成，两者交替出现，只有深睡眠才是有效睡眠，对消除疲劳、恢复体力起到重要作用，但它在每昼夜的总睡眠时间里，仅占 15% 左右。人在夜间 0～4 点之间容易获得深睡眠，正常成年人一般在入睡 1 小时后才会进入第一次深睡眠。因此，我们建议，没有睡眠障碍的成年人在晚上 10 点半前开始进行睡前准备工作，如洗漱、放松、上床，保证晚上 11 点前入睡，1 小时后顺利进入深睡眠，以保证良好的睡眠质量。

除了注意开始睡觉的时间，正确的睡眠方法还包括以下几点，也就是国外一直提倡的"失眠行为学疗法"，简便易行，适用于各种类型失眠症的治疗。

一是白天进行适度的体育锻炼，有助于加深睡眠。

二是不在床上进行非睡眠活动，如看电视、工作、思考、阅读等，这些不良的习惯会引发睡前兴奋，破坏睡眠的正常节律，从而导致失眠。

三是若 20 分钟后还未入睡，应离开卧室，找一个舒服的地方坐着或靠着，远离书、电视、电脑，安静地待 20 分钟。可以静坐或冥想，待有睡意时再回到床上。如果一次不行，可重复进行。

四是不论每天几点入睡，清晨都应定时起床，即使是在周末和节假日，也应坚持固定的上床与起床时间，以此维持正常的睡眠—觉醒节律，提高睡眠效率。

30. 什么保健方法有助于睡眠

睡前保健方法是一种无副作用的良性保健方法，如长期坚持，可促进周身代谢，对防病益寿有积极的促进作用。

（1）甲端摩手：两手食指、中指、无名指弯曲成 45 度，用指甲端以每秒钟 8 次的速度往返按摩头皮 1~2 分钟，可加强供血，增强血液循环，加速入睡。

（2）双掌搓耳：两掌拇指侧紧贴前耳下端，自下而上，由前向后用力搓摩双耳 1~2 分钟，可疏通经脉，清热安神，防止听力退化。

（3）双掌搓面：两手掌面紧贴面部，以每秒钟 2 次的速度用力缓缓搓面部所有部位 1~2 分钟，可疏通头面经脉，促睡防皱。

（4）搓摩颈肩：两手掌以每分钟 2 次的速度用力交替搓摩颈肩肌肉群，重点在颈后脊两侧搓摩 1~2 分钟，可缓解疲劳，预防颈肩病变。

（5）推摩胸背：两手掌面拇指侧，以每秒钟 2 次的速度，自上而下用力推摩后背和前胸，重点在前胸和后腰部，共 2~3 分钟，可强心、健腰、疏通脏腑经脉。

（6）掌推双腿：两手相对，紧贴下肢上端，以每秒钟 1 次的频率，由上而下顺推下肢 1 分钟，再以此方法顺推另一下肢 1 分钟。此法可解除下肢疲劳，疏通足六经脉。

（7）交换搓脚：用右脚心搓摩左脚背所有部位，再用左脚心搓摩右脚背所有部位，然后用右脚跟搓摩左脚心，再用左脚跟搓摩右脚心，共 2～3 分钟。此法可消除双足疲劳、贯通气血经脉。

31. 什么样的睡眠姿势对老年人健康有利

人的一生有 1/3 的时间都花在睡眠上，睡姿是很有讲究的，尤其对于老年人来说，睡姿不仅关系到睡眠质量的高低，而且对健康也有一定的影响。

哪种睡姿是科学睡姿呢？

睡觉时，最好采用"卧如弓"的姿势，即在睡眠时身体侧卧弯曲如"弓"的姿势。科学家认为右侧卧位方便心脏血液回流，可减轻心脏负担，避免心脏受压及肝脏血液流入，有利于食物在胃及肠道中消化。所以，人们多主张右侧卧位。但侧卧时要注意双腿自然弯曲，枕头不宜过低。

老年人不可仰卧睡眠。老年人仰卧睡熟时，舌根及咽喉部的软组织非常容易松弛，舌头会后坠，很容易引起气道塌陷，可能会堵塞呼吸道，出现呼吸困难，导致缺氧。如果长期缺氧可使动脉壁的内皮细胞通透性增高，血管壁内膜下的脂质沉积，促使动脉粥样硬化形成，使高血压、冠心病的发病率增加。当人的脑组织缺氧时，还可导致脑动脉舒缩功能减退和脑功能下降。心肌缺氧可诱发心绞痛，心脏冠状动脉形成粥样硬化和供血不足，便会加重病情。所以，老年人忌睡觉时仰卧。睡觉时爱打鼾的老人更适合弓形睡姿。

32. 什么是老年人晨起"五宜"

老年人多有早起的习惯。早晨空气清新，有利于排出夜间沉积在呼吸道内的有害物质，促进新陈代谢。但由于老年人器官功能退化，如果不注意保健，早起也可能对健康不利。老年人早起一般要注意"五宜"。

（1）起宜缓。早晨醒来后不要马上起床，因为老年人椎间盘比较松弛，如果突然由卧位变为立位，容易扭伤腰背。有高血压、心脏病者如果突然改变体位，还可能发生意外。老年人醒来后，可在床上伸伸懒腰，休息一会儿再下床。

（2）水宜温。冷水洗脸对老年人的面部皮肤有较强的刺激，除了长年坚持洗冷水澡和体质较健康者，最好不要用冷水洗脸。洗脸水的温度最好控制在 10～15℃，不宜过热或过冷。

（3）动宜适。晨起后活动量不宜过大，时间不宜过长。太极拳、气功、慢跑、徒手操等柔和、缓慢的活动最适合老年人。活动应以略感心跳加快、略有气急感为宜，千万不可逞能。有肺气肿、动脉硬化、冠心病、糖尿病等疾病的老年人，则以散步为好，且不宜走得离家过远，以免发生意外。

（4）茶宜淡。有些老年人喜欢早起饮一杯浓茶，这种习惯对健康其实并没有益处。清晨，胃内基本排空，空腹饮浓茶，会引起胃肠不适，食欲减退，因而早晨一般不宜饮浓茶。

（5）衣宜暖。老年人的衣着应根据气候变化及时添减。

老年人由于身体防御疾病能力降低，早起易感风寒，衣着以暖些为好。

33. 为什么养花养鸟是老年人不错的选择

养花可以预防疾病、延缓衰老。绿色的花叶可以吸收阳光中的紫外线，减少对眼睛的刺激，因而对眼睛有保护作用，对色盲者更有益；经常徜徉在芬芳、安静、优美的花卉丛中，皮肤温度可降低 1~2℃，脉搏每分钟减少 4~8 次，呼吸慢而均匀，血流减慢，心脏负担减轻；听觉、嗅觉、思维活动的灵敏性都可得到加强。在花卉丛生的地方，空气中阴离子聚积较多，所以空气特别清新，有利于高血压、神经衰弱、心脏病患者的康复。室内的盆花通过光合作用可吸收二氧化碳，净化室内空气；许多花木还可吸收空气中的有害气体，如美人蕉吸氟能力强；桃花、腊梅、紫薇可减少空气中的灰尘。经常种花、养花、赏花，还可以收到意想不到的治疗效果，花以它绚丽多彩的芳姿、沁人肺腑的幽香使人心旷神怡，激发起生命的活力。所以，中老年人栽花种草既有益于身体健康，又陶冶情操，从而达到延年益寿的效果。

小鸟可使老人回到自然，心理上变得年轻，特别是在世事繁杂、心境烦忧之时，养鸟能使心灵得到净化，转忧为喜。养鸟还可密切家庭关系。画眉、百灵的婉转啼鸣使全家人心旷神怡，鹦鹉、八哥的喋喋"人语"使三代人忍俊不禁……鸟儿给全家带来欢乐，使其感情更为融洽。此外老年人养鸟还可以提高大脑和神经系统的功能，调动体内的积极因素，对健康长寿大有好处。

34. 老年人旅游保健应注意什么

老年人往往体力较差，手脚不灵活，视听力下降，对外界反应较迟钝，所以在老年人旅行前都应体检，征得医生同意方可前往，重视并加强旅游时保健工作，根据自己的身体状况选定旅游地点，安排旅行日程，不要勉强。

（1）老年人易疲劳且不易恢复，旅游中要有充足的休息和睡眠时间。若感到体力不支，可休息几天或中止旅行。在长时间步行游览时应随时坐下小憩。

（2）老年人体温调节功能较差，易受凉感冒，所以衣服要带够，以便随时增减。行走出汗时不要马上脱衣服。昼夜温差大的地区，睡前要盖好被子，夜间风起雨来时要关好门窗。乘车时千万别将手臂倚靠在车窗玻璃上以免受寒。

（3）老年人胃肠功能减弱，水土不服容易引起消化功能紊乱，所以饮食应以清淡为宜，多吃新鲜蔬菜和水果，少食油腻和辛辣生冷食物，最好少饮或不饮酒。

（4）老年人平衡控制力差，行走常不稳，易摔跌、绊倒，除少数体质较好者外，一般来讲，尽量不登山下水，进行过分消耗体力的活动。

（5）老年人在旅游时，应注意做好脚的保健，如穿柔软合脚的鞋，晚上用热水烫脚，并可自我按摩双腿肌肉和脚心，这样在旅途中，无论行走还是爬山，都会感到格外轻快。

（6）有慢性病的老年人外出旅游，特别是患有冠心病、糖尿病、哮喘、高血压等病的老年人外出旅游，一定要带上有关药物，一旦犯病要及早用药。并把自己的病告诉同行者，以便互相关照。

35. 怎样克服离退休综合征

离退休综合征是指老年人离退休后，由于工作和生活环境的突然变化，引起心理和生理上的不适应，从而加速衰老的一种临床综合征。怎样克服离退休综合征，使老年人生活充满乐趣和生机呢？

（1）保持良好的人际关系：处理好与家人的关系，如帮助晚辈做一些力所能及的事情，支持晚辈的工作；多与离退休人员接触交流。

（2）多参与集体活动：如老年人协会、清早的集体舞、保龄球等活动。

（3）保持一定的忙碌：离退休后老年人除把退休当作休息外，还应保持一定的紧张，这样就不会使生活变得无聊。如再找份工作，发挥余热；上老年大学，丰富自己的生活。

（4）做到"六然"：明末清初著名的思想家、哲学家王夫之提出"六然"修身格言：自处超然；处人蔼然；无事澄然；有事欣然；得意淡然；失意泰然。希望老年人能从中获得益处，从而度过平静、安康、幸福的晚年。

36. 老年人如何正确面对衰老

人到老年，随着退休后生活方式的改变、身体健康问题的增加、老友的离世，免不了孤单寂寞，出现一些心理问题。当老年人出现心理问题时，家人或者朋友应给予老年人必要的关怀和照顾，尽快帮助老年人做好心理调适。

（1）正确认识衰老，心态乐观。老年人对衰老要有正确的认识，明确衰老是一种正常的生理现象，就像日升日落、花开花败一样，没有人能够逃脱生老病死的自然规律。所以要顺其自然，以平和的心态对待衰老，积极乐观的人才会健康长寿。

（2）用脑合理，心理健康。生活中出现烦恼都是因为想得太多、太复杂。如果平时能够合理用脑，适当地放松自己，合理安排生活，忘却烦闷，心情会有很大的改观，也就会拥有健康的心理。

（3）家庭和睦，亲情温馨。俗话说"家和万事兴"。处在一个事事都为别人着想、没有琐事、没有争吵的家庭里，人的心情自然会非常轻松愉快。家人应多给予关爱。子女应多回家与老人团聚，让家中重现往日的热闹和温馨，使老人得到心理上的慰藉。

（4）广交良友，开阔眼界。人际关系对人的心理健康有很大的影响，一个能够与他人友好相处、交际广泛的人，必定比较乐观豁达，生活也是快乐多过烦恼。可与一些过得快乐而充实的老年人交谈，参加一些老年人的活动，如晨练、跳舞、唱歌、打门球、郊游等，使自己尽快融入社会。

（5）寻求医生帮助。通过以上的方式，问题依然存在，甚至逐步加重时，应该带老人到专业的精神卫生中心就诊，通过医生的心理治疗，或者联合一些药物治疗、排解心理问题。

（6）饮食合理。俗话说"民以食为天"，人体所需要的各种营养基本都是通过吃来补充的，要学会合理地安排自己的饮食，多吃些五谷杂粮、蔬菜和水果。

（7）睡眠充足。充足的睡眠能够帮助解除疲劳，让精力更充沛，同时增加抵抗力，延缓衰老，延长寿命。

（8）养生谚语。晨起一杯水，身体水平衡。睡眠质量好，右侧卧如弓。饮食七分饱，烟酒不再亲。吃豆可长寿，喝茶保青春。读书增智慧，生命在运动。摆脱寂寞愁，抛弃嫉妒恨。爱与性和谐，音乐舒身心。用脑防衰老，笑谈论人生。

37. 老年人每日养生保健九方法是什么

每日生活规律，饮食有节，动静有度，劳逸结合，心胸开阔，知足常乐。

（1）排便一次：食欲好，能吃是好事，但上下通畅非常重要，因此，老年人要保证每天排便一次。

（2）睡觉两次：上了年纪，晚上睡眠质量往往欠佳，所以午睡必不可少，晚间损失可在午间补。

（3）工作三小时：老年人不能闲着，要找自己喜欢的事做，阅报、看书、写字、唱歌、上网、下棋、逛街，或做志愿者等，快快乐乐每一天。

（4）进食四次：老年人除了每日三餐之外，下午宜增加一次点心，这是因为老年人胃内纳少，宜多次少量饮食。

（5）喝五杯水：老年人体内水分逐渐减少，很容易失水，因而要主动饮水，不要等渴了再喝。早起喝一杯淡盐开水，洗肠清胃，上下午各饮两杯水，润肠补津。

（6）晨练六十分钟：老年人早晨跑步、做操、打拳等，会带来一天的好心情。

（7）晚七点看新闻：老年人不能自我封闭，除每天定时收看《新闻联播》，还要多关心国家大事。

（8）吃八类食品：老年人的饮食要多种多样，蛋、鱼、肉要适量，多吃果蔬及豆制品。老年人食量少，主食可少吃，但副食要保证，并均衡搭配。

（9）晚九点入睡：老年人要保证足够的睡眠，最好养成每天晚上九点休息、次日五至六点起床的好习惯，做到有劳有逸、有张有弛。

凡事不苛求十全十美。世上不如意的事十有八九，老年人要心胸宽广，知足常乐，才能安度晚年。

38. 古人养生九条是什么

（1）"一德"。明代养生家吕坤说："仁可长寿，德可延年，养德尤养生之第一要也。"

（2）"二字"。宋代文学家苏东坡认为：生在于"安""和"二字。"安"即静心，"和"即顺心，"安则物之感我者轻，和则我之应物者顺"。

（3）"三戒"。孔子曰："君子有三戒。少之时，血气未定，戒之在色；及其壮也，血气方刚，戒之在斗；及其老也，血气既衰，戒之在得。"

（4）"四法"。明代医学家万密斋指出："养生之法有四：一曰寡欲，二曰慎动，三曰守时，四曰祛疾。"

（5）"五知"。宋代周守忠说："知喜怒之损性，故豁情以宽心；知思虑之销神，故损情而内守；知语烦之侵气，故闭口而忘言；知哀乐之损寿，故抑之而不有；知情欲之窃命，故忍之而不为。"

（6）"六节"。明代医学家江绮石说："节嗜欲以养精，节烦恼以养神，节愤怒以养肝，节辛勤以养力，节思虑以养心，节悲哀以养肺。"

（7）"七食"。清代养生家石成金指出："食宜早些，不可迟晚；食宜缓些，不可粗速；食宜八九分，不可过饱；食宜淡些，不可厚味；食宜温暖，不可寒凉；食宜软烂，不可坚硬。"

（8）"八乐"。石成金指出："静坐之乐，读书之乐，赏花之乐，玩月之乐，观面之乐，听乐之乐，狂歌之乐，高卧之乐。"

（9）"九思"。孔子曰："君子有九思：视思明，听思聪，色思温，貌思恭，言思忠，事思敬，疑思问，忿思危，见德思义。"

39. 简单揉搓运动养生法是什么

（1）鸣鼓：以手掌紧压双耳数秒，然后迅速脱离，此法可振动耳膜，减缓耳蜗退化；闲时也可常按摩耳朵，揉、挑、弹各种手法均可，能立即改善头痛、晕车等诸多不适；体质虚弱者常按摩耳朵，还可防止感冒。

（2）捏鼻：常用双手食指摩擦鼻翼两旁的迎香穴，或在鼻上搓捏，可促进嗅觉灵敏，减少鼻过敏或呼吸道感染机会。

（3）拍肩：左手自然向上甩拍右肩，右手拍左肩，也可用双手掌拍腿。

（4）转腰：右手顺弯腰之势向左脚尖伸展，起身，换左手向右脚尖伸展，轮替数回。

（5）握拳：双手紧握后放松，反复数回，直立或坐姿时均可进行。

（6）踩脚尖：右脚跟踩左脚尖，左脚跟踩右脚尖，交替数次。

（7）长寿歌：

早睡早起多锻炼，走也舒坦，跑也舒坦。

膳食调好日三餐，素也香甜，荤也香甜。

常与老友聊聊天，古也交谈，今也交谈。

琴棋书画我都学，早也乐观，晚也乐观。

有害嗜好不沾边，烟也不抽，酒也不贪。

定期检查上医院，儿也心安，女也心安。

别把烦恼留心间，朝也安然，晚也安然。

广游名川和大山，远也走走，近也转转。

金钱地位不留恋，利也不恋，名也不贪。

社区活动多奉献，老也喜欢，少也喜欢。

二、老年人健康生活方式

40. 什么是健康生活方式

健康生活方式主要包括合理膳食、适量运动、戒烟限酒、心理平衡四个方面。健康生活方式，是指有益于健康的习惯化的行为方式。主要表现为生活有规律，没有不良嗜好，讲究个人卫生、环境卫生、饮食卫生，讲科学、不迷信，平时注意保健，生病及时就医，积极参加健康有益的文体活动和社会活动。

（1）合理膳食是指能提供全面、均衡营养的膳食。各种食物所含的营养成分不完全相同，任何一种天然食物都不能提供人体所需的全部营养素。食物多样，谷类为主，粗细搭配，少盐低油，多吃蔬菜水果、豆制品，多喝牛奶，多饮水，一日三餐要合理安排，定时定量。成年人每日至少要喝 1200mL 水（6 杯），最好选用白开水。

（2）适量运动是指运动方式和运动量适合个人的身体状况，要养成经常运动的习惯。动则有益，适度量力，贵在坚持。适量运动不但有助于保持健康的体重，还能够降低患高血压、中风、冠心病、2 型糖尿病、结肠癌、乳腺癌和骨质疏松等慢性疾病的风险；适量运动还有助于调节心理平衡，有效消除压力，缓解抑郁和焦虑症状，改善睡眠。

（3）戒烟限酒是告诫人们吸烟有害健康，每一个吸烟的人都应该戒烟；饮酒不宜过量，即使饮酒也应该尽可能饮用低度酒，并严格控制饮酒量。

（4）心理平衡是指一种良好的心理状态，即能够恰当地评价自己、应对日常生活的压力、有效率地工作和学习、对家庭和社会有所贡献。有乐观、开朗、豁达的生活态度，将目标定在自己能力所及的范围内，建立良好的人际关系，积极参加社会活动等都有助于个体保持自身的心理平衡状态。

41. 为什么说健康与寿命60%取决于自己

世界卫生组织的研究结果提示：个人的健康和寿命有60%取决于自己，15%取决于遗传，10%取决于社会因素，8%取决于医疗条件，7%取决于环境的影响。现代居民主要的健康问题，是和生活方式有密切关系的慢性疾病，这类疾病又称生活方式相关疾病。

由此提出健康四大基石：合理膳食、适量运动、戒烟限酒、心理平衡。按照健康四大基石指导，改变不良生活方式，可以使高血压发病率减少55%，脑卒中发病率减少75%，糖尿病发病率减少50%，肿瘤发病率减少1/3，一句话，可以使严重危害中老年人健康的主要慢性病发病率大大减少，并且还能延长预期寿命，而所需费用不足医疗费的1/10。这是预防和控制慢性病最有效、最直接、最经济的方法。

世界卫生组织提出：饮食不健康、身体活动不足和吸烟是导致慢性病的重要行为危险因素。而掌握健康知识、改变不良生活习惯就可以使我们减少慢性病，保持健康的体魄，进而更好地生活、工作。正因为如此，要特别提醒人们，应该树立这样一个观念，那就是"健康在你手中""最好的医生是你自己""生活习惯决定你的健康"。

42. 什么是延长寿命的 15 种健康生活方式

（1）用果蔬装饰餐盘。一项历经 14 年的追踪调查发现：日常饮食中水果和蔬菜含量最高者死于消化道癌的风险会低 70%。

（2）干刷牙齿。这种牙齿护理方法能将牙垢减少 60%，并将牙龈出血的风险减半。用材质柔软的干牙刷擦洗上部和下部牙齿的内部，漱口后再用牙膏刷牙。

（3）控制胆固醇摄入。胆固醇是心血管疾病的主要元凶之一，随着血液中胆固醇水平的升高，患心血管疾病的风险也大大增加，控制摄入可以减少这种风险。

（4）每周都吃鱼肉。每周用吃两次鱼肉代替火腿三明治，患心脏病的风险就会降低 25%。

（5）乐善好施。与不从事志愿者活动的同龄人相比，每周至少参加一次志愿者活动的人，其死亡率会下降一半。

（6）每天吃两个苹果。苹果中含有大量能促进体重减轻的膳食纤维以及有抗癌效应的化合物。

（7）把汽车后视镜调高 5cm。这样会让你坐得笔挺端正，改善体态，降低后背疼痛的可能性。

（8）婚姻幸福美满。不幸福的婚姻关系会让人生病的风险上升 35%，预期寿命也会缩短 4 年。

（9）用锻炼赶走抑郁症。每天只需锻炼 30 分钟就能减轻压力。研究表明：对于治疗抑郁症，经常锻炼能像服用抗抑郁药百忧解那样有效。

（10）睡觉前吃点樱桃。樱桃和樱桃汁是褪黑素的极佳来源，这是一种天然的非处方助眠药。

（11）每天吃根香蕉。香蕉中含有钾，能降低血压，每天吃一根就能满足人体对钾的需求。

（12）边休息边学习。苏格兰的研究人员发现：在学习新知识后静静地休息 10 分钟，能多记住 20% 的信息。

（13）坚持吃早餐。不吃早餐容易打乱人体生物钟的正常运转，肌体所需营养不能得到及时补充，生理机能会减退，容易引发各种慢性疾病。

（14）适度服用维生素 E、阿司匹林。医学家发现这种抗氧化剂和稀释血液的组合能将动脉斑块减少 80%。联合服用这两种药物还有助于预防动脉粥样硬化。

（15）工作要努力。一项历经 80 年的研究发现：通过努力工作获得成功者，比工作不努力的同龄人要多活约 10 年。

43. 什么是合理膳食

合理膳食是世界卫生组织提出的健康生活方式的第一个

基石。合理膳食是指一日三餐所提供的营养必须满足人体的生长、发育和各种生理、体力活动的需要。合理的饮食，能提高人的健康水平，预防多种疾病的发生发展，延长寿命，提高民族素质。

最新的《中国居民膳食指南》和"中国居民平衡膳食宝塔"，对如何合理调配膳食提出了建议。这些建议可帮助人们预防肥胖、营养不良、慢性病等。达到合理的膳食要求并不容易，但掌握有关原则，日常生活中有意识地避免偏食、嗜食、饮食过量等，无疑是极为必要的。

44. 居民合理膳食的十条建议是什么

中国营养协会制定了《中国居民膳食指南》，从十个方面提出建议。

（1）食物多样，谷类为主。

（2）多吃蔬菜、水果和薯类，蔬菜和水果不能互相替代。

（3）每天吃奶类、豆类或其制品。

（4）经常吃适量鱼、禽、蛋、瘦肉、海洋生物制品，少吃肥肉和荤油。

（5）食量与体力活动要均衡，保持适宜体重。

（6）吃清淡少盐的膳食，每人每日食盐用量不超过 6g 为宜。

（7）三餐分配要合理。早、中、晚餐的能量分别占总能量的 30%、40%、30% 为宜。

（8）每天要有足够的饮水量，每天饮水 1200mL。

（9）饮酒应严格限量。

（10）吃清洁卫生、不变质的食物。

45. 老年人怎样做到合理膳食

（1）主动饮水。一般每人每天喝水 6 ~ 8 杯（每杯 200mL）。运动或体力劳动时，饮水量适当增加。

（2）食品新鲜卫生。少吃隔顿、隔夜饭菜，不吃过期和腐败变质的食物。

（3）进餐定时、定量，细嚼慢咽。

（4）三餐都有米、面、杂粮等主食。提倡粗细搭配、粗粮细做。每人每天吃 1 ~ 2 两粗粮。

（5）餐餐有蔬菜，天天有水果。深绿、橘黄、紫色、红色等深色蔬菜最好占一半以上。

（6）适量摄入鱼、肉、蛋等高蛋白食物。有条件者，可多选海鱼和虾类。

（7）常喝牛奶。每天最好吃 1 次豆制品和少量坚果。

（8）饮食清淡，少油少盐。

（9）在医生指导下适当补充钙、维生素 D、铁、维生素 A 等。

（10）正确选择保健食品，但不能代替治疗。

46. 什么是健康膳食的"10 个网球原则"

中国人膳食结构不合理，严重危害人民群众的健康。一是肉类和油脂消费过多，油脂供能比达到35%，超过世界卫生组织推荐30%的上限，导致营养过剩；同时，粮谷类食物消费下降，微量营养素缺乏，其中以钙、铁、维生素 A 的缺乏最为突出。谷类食物供能比仅为47%，明显低于国际推荐55%～65%的合理范围。二是"三高一低"。食物的高热量、高蛋白、高脂肪和低微量元素，直接导致了高血压、高血脂、肥胖和贫血等慢性疾病发病率的升高。膳食结构不合理的主要原因是我国城乡居民普遍缺乏营养卫生知识。

健康膳食的"十个网球原则"，是一种健康饮食结构，就是每天主要摄入的食物量保证在十个网球大小（比自己的拳头小一点）。其中，肉类不超过一个网球大小；主食（米、面、谷类等）相当于两个网球大小；保证三个网球大小的水果；不少于四个网球大小的蔬菜。同时还要把握好摄入和消耗的平衡。

47. 什么是健康饮食的一二三四五

一指每天喝一袋牛奶，可以有效改善我国饮食中钙摄入量普遍偏低的现象。如有乳糖不耐症，可用酸奶、低乳糖奶或两杯豆浆代替。

二指每日摄入碳水化合物250～350g，即相当于主食5～7 两，可依个人胖瘦情况而增减，如为超重者，应减少主食摄入量。

三指每日进食 3～4 份高蛋白食物，每份指瘦肉一两或鸡蛋一个，或豆腐二两，或鸡鸭二两或鱼虾二两。以鱼类、豆类蛋白较好。

四指四句话：有粗有细；不甜不咸；三四五顿；七八分饱。

五指每天吃 500g 新鲜蔬菜及水果，是预防多种疾病的有效措施。

48. 为什么说饭吃八分饱更利于健康

日本冲绳岛居民肥胖率全球最低，百岁老人比例最高。该地居民长寿秘诀之一是饭吃八分饱。广西巴马瑶族自治县位于南宁北郊山区，经济虽不发达，但却是长寿县，年逾百岁的老人很多见，他们的养生之道之一就是每顿只吃八分饱。美国有项实验证明，老鼠如果每天减少 30% 的食量，就能延长 30% 的寿命。澳大利亚专家的研究结论：如果人类时常保持两分饥饿，其寿命将延长 20% ~ 30%。

"饭吃八分饱"，说起来容易做起来难。什么样的感觉叫八分饱？专家建议，当你觉得胃里已经没有想吃东西的感觉了，就要停止进食。能做到六分饱更好，饭后无任何饱腹感。

如何做到"饭吃八分饱"？

要有毅力，面对山珍海味不动摇，在还没吃饱的情况下就应主动离开饭桌。

饭前先吃水果可"填二分饱"。水果普遍含有较多的糖类和维生素，入肚容易先饱，再吃饭就不容易过量。饭前先喝汤或稀饭，会提前产生饱腹感。吃饭细嚼慢咽，每口饭要咀嚼 20～30 次，有意放慢进食速度，从而有利于控制食量，避免过量。

49. 为什么说膳食纤维是健康饮食不可缺少的

膳食纤维是一般不易被消化的食物营养素，主要来自于植物的细胞壁，包含纤维素、半纤维素、树胶、果胶及木质素等。膳食纤维是健康饮食不可缺少的，纤维在保持消化系统健康上扮演着重要的角色，摄取足够的纤维也可以预防肥胖症、心血管疾病、癌症、糖尿病以及其他疾病。纤维可以清洁消化壁，增强消化功能，同时可稀释和加速食物中致癌物质和有毒物质的移除，保护脆弱的消化道并预防结肠癌。纤维可减缓消化速度和最快速排泄胆固醇，所以可让血液中的血糖和胆固醇控制在最理想的水平。中国营养学会推荐的膳食纤维素日摄入量为每人每天 30～40g，高膳食纤维食物主要为粗纤维蔬菜（如竹笋、芹菜）及蔬菜根茎、水果（每天 500g 左右）、粗纤维的谷类食物（如米糠、糙米、麦麸、燕麦、玉米）及其制品、未加工的豆类（如黄豆、绿豆、红豆）等。

50. 怎样才能做到"吃动两平衡"

吃动平衡，顾名思义就是在饮食与运动之间找到平衡点，从食物中摄取的多余能量通过运动的方式消耗，达到身体各机能的平衡。我国慢性疾病高发与不健康的饮食习惯、久坐少动的不健康生活方式密切相关。

（1）跟着感觉走：走得快，耗能大，降低血压和血糖、促进心血管健康的效果更好。走路的速度因人而异，老年人快速步行相当于年轻人的中速步行，体质好的人可以走得更快，体质差的人走得相对慢一点。不要把步行看成是负担，以积极的态度看待步行，走出好心情。

（2）将走当作生活中的乐趣：在上下班及各种出行途中步行，午饭和晚饭后是步行的好机会。步行的时间可长可短，不要忽视上下楼的机会，愉快行走。

（3）少吃两口：有节制的饮食有助于预防慢性病，延长寿命，提高生活质量。应少吃肉类、含油多的食物和主食。不要每顿都吃十分饱，感觉能够停嘴的时候，及时离开饭桌。

（4）保持吃与动的平衡：进食量和活动量的比例影响体重变化，吃得多、动得少使人变胖。管住嘴、迈开腿，运动的胖人比不运动的瘦人健康，体重正常的人也不能缺少运动。坚持做到每周至少测一次体重，根据体重变化，及时调整进食量和活动量。

51. 老年人如何做到适量运动

适量运动是指运动者根据个人的身体状况、场地、器材和气候条件，选择适合自己的运动项目，使运动负荷不超过人体的承受能力。

（1）老年人运动遵循的原则有三：量力而行，循序渐进，持之以恒。

（2）怎样才是适量呢？可根据下述表现判断：①时间：每次锻炼要在中等强度下运动，持续时间在 30～60 分钟。②强度：以运动中的心率（脉搏）来判断运动强度，合理的强度可自行用公式推算。运动后心跳加年龄不超过 170 次就叫适量。推算公式：合理心率 = 170 - 年龄。例如，55 岁的人，运动时心率保持在 115 次/分钟水平为好。运动时轻微出汗不疲劳，无上气不接下气的感觉。③频度：一般每星期锻炼的次数以 3～5 次为宜。④坚持：锻炼身体要坚持而不间断。如果工作忙，难以按原计划时间坚持，每天挤出 10 分钟进行短时间的锻炼也可以，在院内、室内、楼道内做做原地跑、原地跳、广播操也可以。

（3）适合老年人的运动有步行、游泳、骑自行车、跳健身舞、慢跑、高尔夫球、太极拳、太极剑。其中步行是老年人最好的运动。

52. 什么是有氧运动

有氧运动是指人体在氧气充分供应的情况下进行的体育锻炼，是持续较长时间、有大肌肉群参与、中低强度的运动锻炼。它是增强心肺功能的首选运动方式，也是超重、肥胖减肥的最好运动方式。

有氧运动包括慢跑、快速步行、游泳、骑车、爬楼梯、跳健身舞等。适当的运动强度为运动过程中微微气喘、适当出汗、可以交谈。是不是有氧运动，衡量的标准是心率。心率保持在 150 次/分钟的运动量为有氧运动，因为此时血液可以供给心肌足够的氧气。因此，它的特点是强度低，有节奏，持续时间较长。要求每次锻炼的时间不少于 30 分钟，每周坚持 3 ~ 5 次。这种锻炼，氧气能充分燃烧（即氧化）体内的糖分，还可消耗体内脂肪，增强和改善心肺功能，预防骨质疏松，调节心脏功能。

53. 为什么说最好的运动方式是步行

走路是最简单、最便捷的运动方式。在开始走路的五分钟内，心跳会增快，心脏泵血会加强，不过这个程度并不是均匀的，所以我们称之为心脏适应期；在五分钟后，心搏有力，泵血均匀，而且还可以根据运动量大小做出调整。在走路的二十分钟内，提供运动能量的是体内贮存的糖原，特别是肌糖原和肝糖原；在二十分钟后，身体原来的糖大部分都消耗光了，这时身体能量来源于体内的脂肪。

步行锻炼简便易行，效果显著，被公认为世界上最好的运动方式，尤其适合中老年人和体弱者。同时，步行也是增强心血管系统功能和促进中风康复的重要手段之一。

（1）健身步行。正确的方法应当是挺胸抬头，迈大步。手臂随脚步节奏摆，并和呼吸节律同步。每天 1 ~ 2 次，每次 30 ~ 60 分钟，一周累计步行 5 次。强度因人的体质不同而异，一般以微微出汗为宜。一般坚持 3 ~ 5 周可见到成效。

（2）散步锻炼。散步前全身放松，适当活动，调匀呼吸至平静缓和，然后再从容展步。可根据自身情况，采取以下三种方式：缓步频率慢，步幅不大且稳健，适合年老体弱者；快步频率稍快，步幅适中，可以增加下肢肌肉的运动能力；逍遥步可时快时慢，走一段休息一会儿。

54. 老年人锻炼应该注意哪些问题

老年人运动健身要根据自身条件量力而行，运动强度和时间要循序渐进，不要急于求成。老年人是发生运动伤害的高危人群，在锻炼过程中要注意以下问题：

（1）锻炼前做一个全面的体格检查，通过检查了解自己的健康状况。

（2）参加运动期间，也应定期做医学检查和随访。患有慢性病且病情不稳定的情况下，应与医生一起制订运动方案。

（3）加强自我监护。患心血管疾病、呼吸系统疾病和其他慢性疾病者进行活动锻炼，以不疲劳、微微出汗为度，运动中发现有胸痛、胸闷、头晕、恶心，甚至呼吸困难等症状时应立即停止运动。运动中，体位不宜变换太快，以免发生体位性低血压。

（4）锻炼期间要遵循正常的生活规律，如保证充足的睡眠。夏季最好在早晨或傍晚，以避免中暑。冬季应预防跌倒和感冒。运动后勿大量饮水、洗热水澡。饭后至少间隔一小时进行锻炼。

（5）患有骨质疏松症和下肢骨关节病的老年人，不宜进行高冲击性的活动，如跳绳、跳高和跑步等。另外，爬山虽然不是太激烈的运动，但是上下山会加重关节负荷，导致关节疼痛和肿胀，损伤关节功能。即使是身体健康的老年人也不提倡将爬山、爬楼梯作为运动锻炼的方法。

（6）体质较弱和适应能力较差的老年人，应慎重调整运动计划，延长准备和整理活动的时间。

（7）老年人在服用某些药物时，应注意药物对运动反应的影响。如美托洛尔和阿替洛尔等，会抑制运动中心率的增加。

55. 怎么在室内轻松有效减肥

（1）室内瑜伽步骤一。坐在椅子上，两脚与肩同宽，平放地面。呼气，慢慢向前鞠躬，双手放在脚上，额头放在膝盖上，进行深呼吸，保持姿势 1～3 分钟，然后慢慢回到原位。

（2）室内瑜伽步骤二。坐在椅子上，两腿向前伸直，两手放在大腿上。

（3）室内瑜伽步骤三。吸气后缓慢呼气，慢慢向前屈体，两手抓住脚掌，保持姿势自然呼吸，1～3 分钟后慢慢回到原位。

（4）室内瑜伽步骤四。站在一张椅子前，身体向前倾，双手抓住椅子两边，两脚分开与肩同宽，腿部向后伸直，使得头、背、腿在一条直线上。

（5）室内瑜伽步骤五。呼气，放下臀部，同时身体前倾，背部向后弯曲，脚趾向后推，脚背靠地，头抬起看向天花板。吸气，回来，然后再重复同样的动作。

（6）室内瑜伽步骤六。深坐在一把椅子上，两手屈肘夹紧身体，握拳，腰背挺直，背部靠着椅背。

（7）室内瑜伽步骤七。呼气，背、肩、肘同时打开，抬头，胸部打开并向上挺。保持呼吸停住一会儿，然后慢慢回到原位。

56. 常用养生保健简易方法有哪些

《中国公民中医养生保健素养》中养生保健的简易方法有以下几种：

（1）叩齿法：每天清晨睡醒之时，把牙齿上下叩合，先叩臼齿 30 次，再叩前齿 30 次，有助于牙齿坚固。

（2）闭口调息法：经常闭口调整呼吸，保持呼吸的均匀、和缓。

（3）咽津法：每日清晨，用舌头抵住上颚，或用舌尖舔动上颚，等唾液满口时，分数次咽下，有助于消化。

（4）搓面法：每天清晨，搓热双手，以中指沿鼻部两侧自下而上，到额部两手向两侧分开，经颊而下，可反复 10 余次，至面部轻轻发热为度，可以使面部红润光泽，消除疲劳。

（5）梳发：双手十指插入发间，用手指梳头，从前到后按搓头部，每次梳头 50～100 次，有助于疏通气血，清醒头脑。

（6）运目法：将眼球自左至右转动 10 余次，再自右至左转动 10 余次，然后闭目休息片刻，每日可做 4～5 次，可以清肝明目。

（7）凝耳法：两手掩耳，低头、仰头 5 ~ 7 次，可使头脑清净，驱除杂念。

（8）提气法：在吸气时，稍用力提肛门连同会阴上升，稍后再缓缓呼气放下，每日可做 5 ~ 7 次，有利于气的运行。

（9）摩腹法：每次饭后，用掌心在以肚脐为中心的腹部顺时针方向按摩 30 次左右，可帮助消化，消除腹胀。

（10）足心按摩法：每日临睡前，以拇指按摩足心，顺时针方向按摩 100 次，有强腰固肾的作用。

57. 什么是心理平衡

心理平衡是世界卫生组织提出的健康生活方式的第四个基石。所谓心理平衡是指不过度悲伤，也不过度欢乐，保持一种平稳心态。心理平衡的人能够恰当地评价自己，应对日常生活中的压力，有效率地工作和学习，对家庭和社会有所贡献。乐观、开朗、豁达的生活态度，将目标定在自己能力所及的范围内，建立良好的人际关系，积极参加社会活动等，有助于个体保持自身的心理平衡状态。

所有健康长寿处方中，心理平衡是第一重要的。心理平衡的作用超过了一切保健措施和一切保健品的总和，人们想要健康，四大基石中的第四条——心理平衡的作用占 50% 以上，合理膳食占 25%，其他占 25%。有了心理平衡，才能有生理平衡；有了生理平衡，人体的神经系统、内分泌系统、免疫功能、各器官代偿功能才能处于最佳的协调状态，一切疾病都能减少。因此谁掌握了心理平衡，谁就掌握了健康的金钥匙，谁就掌握了生命的主动权。心理平衡并非心如枯井，不是麻木不仁。心理平衡是一种理性的平衡，是人格升华和心灵净化后的崇高境界，是宽宏、远见和睿智的结晶。

58. 心理不平衡的人有哪些表现

心里不平衡的人喜欢抱怨别人，容易嫉妒、猜忌，对很多事情持怀疑态度，在看到别人比自己好的时候会紧张、郁闷，甚至气愤，有些会产生行动。比如，言行攻击他人或故意夸大其词、背后说人坏话都是心理不平衡的表现。其实，心理不平衡的根源在于自身，关键看你怎么想。只要自己想得开，自然就能心平气和。古希腊哲学家伊壁鸠鲁说过："不是事情本身使你不快乐，是你对事情的看法使你不快乐。"心理不平衡是一种普遍的心理，不是病态，是负面心理，只要能正确对待即可。产生心理不平衡必然是遇到不顺利的事情，只要不怨天尤人，心平气和对待事情，看开些，就会平衡，否则会引起恶性循环，变成小心眼、抑郁且嫉妒心强之人，那时再改就比较困难了。

社会上有很多事情是不按自己的意愿发展的，不是个人可以决定的，而是事物发展过程中的一种必然，正确分析使自己心理不平衡的事物，乐观对待就不会不平衡了。

59. 怎样保持心理平衡

美国心理学会提出了心理平衡的 10 条要诀：

（1）对自己不苛求。为了避免挫折感，应当把目标定在自己能力所及之内。

（2）不要处处与人争斗。有些人心理不平衡，完全是因为他们处处与人争斗，使得自己经常处于紧张状态。其实人与人应和谐相处，只要你不敌视别人，别人也不会与你为敌。

（3）不对别人期望过高。每个人都有自己的长处和短处，不能强求别人符合自己的要求。

（4）暂离困境。遇到挫折时，暂将烦恼放下，去做自己喜欢做的事，待心情平和后，再重新思考解决的办法。

（5）适当让步。处理问题，只要大前提下不受影响，在非原则方面无须过分坚持，以减少自己的烦恼。

（6）对人表示善意。你伸出友谊之手，自然就会朋友多，隔阂少，心境自然会变得平静。

（7）找人倾诉烦恼。生活的烦恼是常事，把内心烦恼向知己好友倾诉，心情会顿感舒畅。

（8）帮助别人做事。帮助别人可以使自己忘却烦恼，更可以获得珍贵的友谊。

（9）积极娱乐。生活中适当娱乐，不但能调节情绪，舒缓压力，还能增长新的知识和乐趣。

（10）知足常乐。荣与辱、升与降、得与失，往往不以个人意志为转移，宠辱不惊，淡泊名利，做到心理平衡是极大的快乐。

60. 老年人怎样化解烦恼事

老年人总会遇到烦恼的事，自己的、家庭的、社会交往上的、邻里亲戚之间的等。这些烦恼会使老年人感到焦虑、抑郁和痛苦，严重的会导致心理疾病，损害身心健康。因此老年人必须学会化解烦恼。

（1）离开现场：俗话说"眼不见为净"。如果老年人身处烦恼的现场最好还是先离开一下，可以到附近的公园走走，也可以到大商场或超市逛逛，或者干脆去看一场喜剧电影。

（2）自我安慰：碰到一些难相处的人，可以说"今后少来往就是了，就当我们不认识"。克服贪图便宜的心理，谨防上当受骗。

（3）迅速遗忘：如果对伤心烦恼之事耿耿于怀就会伤害身体。因此，必须以最快的速度，用最短的时间，把烦恼的事从脑海里赶出去，学会忘掉它，就像什么都没有发生一样。

（4）学会宣泄：当遇到烦恼事时，对人最有伤害的就是生闷气，伤心难过时，不要过于压抑情绪，想哭就哭。不开心时主动向家人和朋友倾诉，说说心里话。生气时，先静下心来想想原因，然后听听大家的意见，做些自身调整。

（5）寻找快乐：在抛开烦恼事之后，可以去钓钓鱼、下下棋、唱唱歌、跳跳舞，甚至浇浇花、写写字、看看报，做一些自己平时喜欢做的事情，从中寻找快乐，使郁结的心舒展开来，恢复平常的心态。

（6）结交朋友：根据自身的特点和喜好，既要尽力保持与老同事、老朋友的联系，又要努力结交一些新朋友，沟通聊天，积极融入社区，多参加社区老年活动中心的集体活动。主动关心、帮助他人和邻居，特别是生活困难和行动不便者。

（7）家庭和睦：以相互尊重和体谅的心态处理好夫妻关系，以相互理解和支持的心态处理好与儿女间的关系，以相互宽容和信任的心态处理好与儿媳、女婿间的关系，以关爱和教导的心态养育孙辈，不过度溺爱和干预。家庭发生矛盾时，积极稳妥地处理和化解。

（8）增加自信：自信是一种力量，也是治心病的良药。特别是当疾病缠身时，必须不断地告诫自己："我一定会好起来的，我死都不怕，还怕疾病吗？"以此不断激励自己，树立必胜的信念。

61. 老年人心理健康的要点是什么

（1）一个中心

以躯体健康、心理健康、社会适应良好和道德健康为中心。

（2）两个要点

潇洒一点儿：潇洒走进老年人的生活，享受老年，迎接人生的第二个春天，让退休生活变得美好。

糊涂一点儿：豁达乐观，祥和慈爱，遇事看淡一点儿，看开一点儿，在小事上随意一点儿。

（3）三个忘记

忘记年龄：快乐夕阳积极老龄，年龄有日历年龄、生理年龄、心理年龄的不同计算方法。"人不思老，老将不至"。

忘记怨恨：记住过去不开心的人和事是对自己最大的伤害，减少怀念减轻伤害，忘记怨恨没有伤害。

忘记疾病：对所患疾病不要过度担心害怕，紧张惶恐会使免疫力下降，会"怕出病来"。配合医护人员，调动主观能动性，既来之，则安之。

（4）四个有

有个老伴：琴瑟和谐，老来有伴，"满堂儿女，不如半路夫妻"。

有个老窝：房大房小不算啥，要有一个自己的家。

有点老底：不铺张不浪费，有点积蓄，心里踏实。

有些老友：有几个情投意合的朋友，没事聊聊天，有事帮帮忙。

（5）五个要

要放：放下架子，避免"人走茶凉"感。

要俏：穿得漂亮一点儿，自我感觉会年轻。

要笑：生活就像一面镜子，你笑它也笑，你哭它也哭。

要动：运动可以替代药物，但药物不能替代运动。

要聊：经常和亲人、朋友交流，走出小天地。

（6）六颗心

童心：像孩子一样，天真活泼、纯洁无邪、无忧无虑、无怨无恨，向上进取、不甘落后。

舒心：要能自我调节，化解烦恼，解除忧虑。眼里总是叶绿花红，心中常刮宜人春风。

欢心：豁达乐观，常喜无愁。不快之事，一笑了之。儿孙绕膝，尽享天伦。

善心：与人为善，助人为乐，人人为我，我为人人，送人玫瑰手有余香，好事做过心里坦然。

粗心：在日常生活中，能将就则将就，不挑剔，不刁难，不计较，不责备。

信心：对生活抱有信心，坦然应对生活事件，什么困难都能克服，信心是坚韧不拔的精神支柱。

（7）七个伴

寿与众伴、寿与动伴、寿与艺伴、寿与绿伴、寿与笑伴、寿与德伴、寿与美伴。

（8）八个观念

养儿防老：尽量独立靠自己。

年老享福：享福是不懈努力追求幸福的过程。

老了没用：走出蜗居天地宽，发挥自己在家庭、社区里的作用。

老人多病：保持心身与年龄适应的功能状态，要相信人老不等于有病。

衰老等于残废：量力而行，做有益的贡献，感到自己的价值。

人老会变成老糊涂：终身学习终身受益，保持头清目明，脑子灵活好用。

老年人没有性生活：要人老心不老，持续保持性生活能力。

老年人生活无聊：实际上老年人更有时间和良好的心态过很有兴趣的生活。

62. 吸烟对人的危害到底有多大

戒烟是世界卫生组织提出的健康生活方式的三个基石之一。

（1）一支烟中有 3000 多种化学物质，43 种致癌物质，包括最严重的致癌物质——苯丙芘。吸烟与全身各个部位的癌症均有关，是致癌的"第一杀手"。

（2）烟草中的有害物质除了致癌物外，还有一氧化碳、尼古丁、烟焦油等。科学研究已证明，吸烟在人大脑中产生"尼古丁受体"而使人产生成瘾性。这个成瘾的过程与其他吸毒成瘾的过程完全一样。

（3）烟的有害物质对人体黏膜、血管、细胞以及各个组织器官均可造成损害。

（4）吸烟影响男性的性能力及女性的生育能力。孕妇吸烟或接触二手烟影响胎儿成长，严重的可导致流产；出生的体重会较轻，对婴儿体能及智力发展均有所影响。

（5）吸烟是诱发人体肺癌的主要因素。美国癌症协会调查证实，吸烟者患肺癌是不吸烟者的 8 ~ 12 倍。吸烟量越大，得肺癌的危险性越高。

63. 为什么要戒烟

（1）戒烟使你长寿。戒烟 15 年以上的人，其死亡率降到和不曾吸烟的人一样。戒烟能减少你患肺癌、心脏病、中风、慢性肺病和气管疾病的危险。任何时间戒烟都不算迟，而且最好在出现严重健康损害之前戒烟。

（2）戒烟使你省钱。将你每天吸的烟的数目与每包的价钱乘一下，然后乘 365 天，这就是你每年花在香烟上的钱。这个数目会让你吃惊。你是否希望继续吸烟烧掉你的钱却换来不健康的身体，还是重新考虑花这笔钱在别的用途上。

（3）吸烟影响别人的健康。吸烟不仅损害自己的健康，还损害周围人的健康。周围有人吸烟（又叫作被动的吸烟，或吸二手烟），被动吸烟的人肺癌发病率高于不吸烟人群。家里有人吸烟的小孩和婴儿，比起家里没有人吸烟的小孩和婴儿，耳朵容易受感染，容易患感冒、支气管炎及其他呼吸系统的疾病。

（4）为孩子做一个好榜样。几乎每个吸烟的人都不希望自己的小孩子吸烟。但事实上吸烟者的小孩绝大多数都会自己学吸烟。戒烟，就能给孩子做出好榜样。

64. 正确的戒烟方法是什么

人人都知道，吸烟有害健康，很多烟民也在一直努力戒烟，但总是屡试屡败。其实，想要成功戒烟，光靠决心远远不够，还需要正确的方法。

（1）改变吸烟时的习惯，刻意让自己不舒服，比如换一只手拿烟，改变烟卷叼在嘴里的位置，不要使用打火机，改成火柴。

（2）确定吸烟的时间和场所。比如饭后设定戒烟时间，会议中尽量不要吸烟，在家里，只在一个固定地方吸烟。

（3）查看吸烟记录，看你是在什么时候、地点非吸不可，在这个时间段和地方尤其注意。

（4）训练自己，让自己没有香烟也能过下去，方法就是当你想吸烟时，不要立即吸，先忍三分钟。在这期间如果实在控制不了，就找一个能替代香烟的东西，比如含块糖或分散注意力。

（5）身上不要装香烟，为自己创造一个无法自由吸烟的环境。

（6）在开始戒烟的前一天，把剩下的香烟、打火机以及烟灰缸等吸烟器具全都扔掉。

（7）戒烟过程中，烟民都会出现烦躁、头痛、精神不振等症状，也就是烟瘾发作，这类症状大多只是尼古丁排出体内时发生的暂时症状，也可以看作是恢复健康的过程，从心理上给自己一个暗示。

（8）香烟复吸大多是在戒烟后的 1~2 周内开始，这时身体对尼古丁的依赖感仍然很强，但只要挺过了这个时期，烟瘾的症状就会慢慢消失，戒烟目标就会实现。

65. 为什么要限制饮酒

限制饮酒是世界卫生组织提出的健康生活方式的三个基石之一。

《中国居民膳食指南2007》中提出饮酒限量值为成年男

性每日酒精量不超过 25g，女性不超过 15g，孕妇、儿童和青少年应禁止饮酒。每天的正常酒量是白酒不超过 1 两，葡萄酒不超过 2 两，啤酒不超过半斤。酒是一把双刃剑，少量饮酒可以促进血液循环，加快新陈代谢，扩张血管，消除疲劳，有助于睡眠；多量饮酒是罪魁祸首，酒后驾车易酿成车祸，青少年嗜酒易引发犯罪，过量饮酒会损害身体。酒的主要成分是酒精，化学名叫乙醇。乙醇进入人体，能产生多方面的破坏作用。饮酒科学实验证实，人的血液中酒精浓度达到 0.05% 时，会使人亢奋；达到 0.1% 时，就会失去自控能力；达到 0.2% 时，便沉醉了；达到 0.3% 时，便醉得不能行走、站立；达到 0.4% 时，则失去知觉；达到 0.5% 以上，便濒临死亡了。酒精中毒测定，饮下白酒约 5 分钟后，酒精就会进入血液，随血液在全身流动，人的组织器官和各个系统都要受到酒精的毒害。

66. 长期饮酒会对身体造成哪些危害

世界卫生组织发布《2014 年酒精与健康全球状况报告》显示，全球因有害使用酒精造成 330 万人死亡，超过艾滋病、肺结核、暴力事件死亡人数的总和，占全球死亡总数的 5.9%。据估算，平均每 10 秒钟就有一人因饮酒死亡。长期过量饮酒会导致很多疾病。

（1）酒精对中枢神经系统具有很大的毒性，急性中毒会使大脑思维功能紊乱，生命中枢受到抑制，甚至导致死亡。

（2）饮酒使血压上升，过量会损伤血管内皮细胞，增加高血压、冠心病、心绞痛、心肌梗死和中风的危险。

（3）酒精对食管和胃的黏膜损害很大，会引起黏膜充血、肿胀和糜烂，导致食管炎、胃炎、胃溃疡，可引起胃出血而危及生命。

（4）酒精主要在肝内代谢，对肝脏的损害特别大，脂肪堆积在肝脏引起脂肪肝，肝癌的发病与长期酗酒有直接关系。研究表明，平均每天饮白酒 160g，有 75% 的人在 15 年内会出现严重的肝脏损害，还会诱发急性胆囊炎和急性胰腺炎。

（5）酒精的血管扩张作用是偏头痛发作的重要原因。

（6）饮酒能引起外周神经损害，表现为感觉减退、神经麻痹、共济失调。

（7）大脑皮质萎缩：大量饮酒对大脑额叶和边缘系统的损害最为严重。酒瘾的晚期常常出现慢性精神障碍，如幻觉妄想、遗忘症、痴呆症等。

（8）酒精性胎儿症候群：酒精在胎儿体内代谢和排泄速率较慢，对发育中的胎儿造成各种伤害，包括胎儿畸形、胎死腹中、生长迟滞及行为缺陷等。

（9）酒精会改变许多药物的效力与毒性。如果你正在服药，请不要饮酒。

67. 正确的戒酒方法是什么

（1）当您符合酒精依赖或其他与酒精有关的精神躯体疾

病时，应尽早尽快戒酒。由于戒酒过程会出现戒断综合征，除了很轻的酒依赖患者以外，一般应该住院戒酒，一是防止停饮后出现躯体和心理戒断症状。二是为了防止出现戒断症状后患者出现的全身不适而四处寻酒，杜绝酒的来源。

（2）戒酒的办法很多，最重要的还是自己。因为戒酒前期一定要靠药物把体内淤积日久的酒毒排除掉，等患者大脑清醒时要让他渐渐地认识到酒给他生活带来的危害，这样在心理医生的帮助下逐渐脱离心瘾，使患者最终摆脱酒，彻底戒掉酒瘾。

（3）因人而异，具体情况请咨询医生，授受指导，同时由于患者意志薄弱存在社会心理因素，如人际关系紧张、家庭问题及经济问题，导致患者复饮，这时需要家庭配合支持和监督，住院时间一般不少于 2~3 个月，否则疗效不易巩固。

第二篇

老年慢性病防治

一、慢性病预防常识

68. 什么是慢性病？有哪些共同特点

慢性病全称是慢性非传染性疾病，不是特指某种疾病，而是起病隐匿、病程长且病情迁延不愈、病因复杂的一类疾病的总称。

慢性病的共同特点是常见和多发性；一般是年轻得病，年老发病；起病缓慢，病程迁延持久，是终生性疾病；经常反复发作，治疗效果不显著；一旦得病，很难治愈，需要长期管理；并发症发病率高、致残死亡率高；多种因素共同致病，一果多因，生活方式是主要原因。我们通常说的慢性病主要指以高血压、冠心病、脑卒中、糖尿病、恶性肿瘤、慢性阻塞性肺部疾病等为代表的一组疾病。慢性病增长幅度快，严重耗费社会资源，危害人类健康，目前，慢性病已经成为当今社会重要的公共卫生问题。

69. 慢性病的危害有多大

慢性病是造成人类死亡和残疾的最主要原因，已成为影响人民健康的头号杀手。据统计，我国有超过 2 亿高血压患者、1.2 亿肥胖患者、9700 万糖尿病患者、3300 万高胆固醇血症患者，其中中老年人平均患有 3.1 种慢性病。因慢性病导致的死亡占我国居民总死亡率的 85%，导致的疾病负担已占我国总疾病负担的 70%。随着我国人口老龄化的进一步加剧，慢性病已成为重大的公共卫生问题，如不加以积极有效地防控，还可能成为严重的经济社会问题。

慢性病的危害主要是造成人的大脑、心脏、肾脏、眼底等重要脏器的损害，易造成伤残，影响劳动能力、生活质量和缩短寿命，且医疗费用极其昂贵，增加了社会和家庭的经济负担。慢性病严重损害国民健康，已成为事关全局的重大民生问题。

70. 慢性病可以预防吗

慢性病是可防可控的。世界卫生组织指出，不健康的饮食、身体活动不足和吸烟是导致慢性病的重要行为危险因素，并指出健康有 15% 取决于遗传，10% 取决于社会条件，8% 取决于医疗条件，7% 取决于自然环境，而 60% 取决于生活方式。通过调整生活方式可以预防 80% 的冠心病、90% 的 2 型糖尿病、50% 的高血压和 30% 的肿瘤。采取健康的生活方式是预防和控制慢性病最有效、最直接、最经济的方法。

健康的生活方式由 16 个字组成：合理膳食（食物多样、粗细搭配、进食八成、控油限盐、甜食少吃），适量运动，戒烟限酒，心理平衡。这也是人类健康的四大基石。公众能够树立健康的生活方式，就可以远离慢性病，预防多种慢性病的发生。

71. 慢性病是怎么发生发展的

慢性病是在无声无息中发生的，虽然能控制，但是不能根除。慢性病的发生与遗传、环境因素密切相关。病程早期常发展缓慢，初期无任何典型症状；年龄越大，发生各种慢性病的概率越大。慢性病多发生在中老年（40~60岁），但其病变的积累往往从青少年开始，越来越多的疾病正在慢慢低龄化。通常认为发于60~70岁的疾病，往往会提前20~30年，甚至40年发生。导致这种情况的原因主要是生活方式不健康。慢性病需要几十年的时间才能形成，慢性病的发生与不良行为和生活方式密切相关，包括吸烟、酗酒、膳食不合理、缺乏体力活动、精神因素等。所以慢性病防治应该越早越好。

72. 慢性病高风险人群有什么特征

具有以下特征之一者为慢性病高风险人群：

（1）血压水平为130~139/85~89mmHg。

（2）现在吸烟者。

（3）空腹血糖水平为6.1mmol/L≤空腹血糖受损（IFG）<7.0mmol/L。

（4）血清总胆固醇水平为5.2mmol/L≤TC<6.2mmol/L。

（5）体重超重：男性腰围≥90cm，女性腰围≥85cm。

73. 高血压高风险人群有什么特征

正常高值血压（收缩压 120～139mmHg 和/或舒张压 80～89mmHg），同时伴有下列一项及以上危险因素者：

（1）男性＞55 岁，女性＞65 岁。

（2）超重或肥胖（体重指数 BMI≥24kg/m² 和/或男性腰围≥85cm，女性腰围≥80cm）。

（3）高血压家族史（一、二级亲属）。

（4）吸烟。

（5）长期过量饮酒（每日饮白酒≥100mL 且每周饮酒≥4 次）。

（6）长期膳食高盐（食盐量≥10g/d）。

（7）缺乏体力活动。

（8）血脂异常：胆固醇≥5.18mmol/L（200mg/dl）或低密度脂蛋白胆固醇≥3.37mmol/L（130mg/dl）或高密度脂蛋白胆固醇＜1.04mmol/L（40mg/dl）或甘油三酯≥1.70mmol/L（150mg/dl）。

（9）糖调节异常：空腹血糖≥6.1mmol/L（110mg/dl）或餐后 2 小时血糖≥7.8mmol/L（140mg/dl）。

74. 糖尿病高风险人群有什么特征

（1）有糖耐量减低（负荷后 2 小时血糖 7.8～11.1mmol/L）和/或空腹血糖受损（空腹血糖 6.1～7.0mmol/L）史者。

（2）有糖尿病家族史者（一级亲属）。

（3）肥胖者（BMI≥28kg/m²）和/或男性腰围≥90cm，女性腰围≥85cm。

（4）有妊娠糖尿病史或巨大胎儿（出生体重≥4kg）分娩史者。

（5）高血压患者（血压≥140/90mmHg）和/或心脑血管疾病患者。

（6）高密度脂蛋白胆固醇降低（≤35mg/dl，即0.91mmol/L）和/或甘油三酯升高（≥200mg/dl，即2.26mmol/L）者。

（7）年龄 45 岁及以上且超重者（BMI≥24kg/m²）。

75. 慢性病高风险人群如何加强健康管理

为防止或延缓高风险人群发展为慢性病患者，高风险人群需要加强健康管理，定期监测危险因素水平，不断调整生活方式干预强度，必要时进行药物预防。具体措施为：

（1）动态监测危险因素指标变化，血压正常高值者，每半年测量血压一次；肥胖者，每季度测量体重和腰围一次；每年测量空腹血糖一次；每年测量甘油三酯和总胆固醇一次；每半年询问一次吸烟情况。

（2）对具有三项及以上高风险人群特征者，医疗卫生机构应当对其强化干预。干预的内容主要包括合理膳食、减少钠盐摄入、适当活动、缓解心理压力、避免过量饮酒、戒烟、控制体重等。

76. 预防慢性病应该从什么时间开始

慢性病是众多危险因素长期作用的结果。很多不健康的生活方式在儿童时期养成，一些慢性病甚至在儿童时期就已开始萌芽，如动脉硬化的早期病变脂质条纹在青少年中就可以检出，预防慢性病越早越好。儿童青少年期是行为、习惯形成的关键时期，培养他们建立健康、科学的生活方式，对其一生的健康至关重要。所以，在中小学生的日常饮食方面应做到：低糖、低盐、低脂肪、高膳食纤维，且多吃奶制品、蔬菜和水果，合理地安排饮食，从一日三餐中获得均衡营养，并且要养成良好的饮食习惯。另外，一些儿童已经患上了儿童慢性病，除肥胖外，高血压、糖尿病在儿童中已不少见。因此，慢性病预防既要早开始，还要终其一生，等岁数大了再去预防往往"木已成舟"了。

77. 非药物治疗慢性病到底有多大效果

血压、血糖、血脂等生物学指标的异常，往往是从行为危险因素向慢性事件发展的中间环节。非药物治疗就是对不健康行为、饮食和心理的改善。非药物治疗是所有预防和治疗的基础，是提高治疗效果、减少服药量、降低药物毒副作用、控制药物花费的重要手段。以血压控制为例，体重每降低 10kg，收缩压可降低 5 ~ 20mmHg；合理膳食（低脂，多吃优质蛋白和蔬菜、水果等）可使收缩压降低 8 ~ 14mmHg；膳食限盐（6g/d 以下）可使收缩压至少降低2 ~ 8mmHg；增加体力活动可使收缩压降低 4~9mmHg；限酒可使收缩压降低 2~4mmHg。

78. 为什么说选用中药防治慢性病需慎重

中药因其调理和安慰作用得到广泛应用。然而，迄今为止尚未筛选出一种具有较强降压、降糖和降脂作用的中药。如果长期依赖效果不实的中药，而忽视了针对性非药物和药物治疗，可能会导致疾病长期得不到控制，久而久之，会导致靶脏器受损直至慢性病的发生。一些不法药商，抓住群众认为"中药副作用小，可以放心吃"的心理，大肆宣传"纯中药制剂"，肆无忌惮地夸大其防治效果，不仅延误病情，还会给百姓造成巨大的经济负担。一些中成药为保证治疗效果，还添加了廉价的西药成分，使得副作用无法判断。提醒广大群众，中药不是绝对无副作用，任何药物都不能包治百病，选用中药防治慢性病也需慎重。

79. 吃补品或营养品能预防慢性病吗

补品或营养品都具有不菲的价格。然而，还没有任何证据证明哪种补品或营养品预防慢性病的作用优于合理的膳食。可以说，重要的是注意合理膳食，任何补品都不能替代合理膳食。对我国当前普遍存在的缺铁缺钙问题，政府已在大力推广奶制品和铁酱油，并进行相应的健康教育。其他营养素缺乏的情况非常少见，除非有明确诊断，千万不可盲目进补，以免摄入过多的热量导致肥胖，不但起不到预防作用，反而会诱发慢性病的发生并加重病情。

80. 慢性病的健康教育为什么如此重要

慢性病防治仍然是全球性的难题。美国从 20 世纪 60 年代开始倡导健康生活，提倡多参加运动、做好心理调整等。经过几年的宣传教育以后，美国慢性病减少了 50%，其中脑卒中减少了 75%，高血压减少了 55%，糖尿病减少了 50%，肿瘤减少了三分之一，健康管理由此兴起。通过健康管理，改变不良的生活方式和行为，可以预防 47% 的早死，如果通过新的药物、提高医疗技术和手段等措施能预防 11% 的早死，这些数据可以看到健康管理取得了很好的回报。高血压、糖尿病、冠心病、脑卒中、恶性肿瘤等慢性病已成为影响百姓健康最主要的疾病，给社会、家庭和个人造成了巨大负担。重视慢性病健康教育，可以预防慢性病的发生和发展。

81. 患了慢性病应该怎样正确对待

在检查出慢性病时，首先要克服紧张、焦虑、恐惧等情绪，因为不良情绪会加快慢性病发展。慢性病患者要正确认识慢性病的发病特点，以良好的心态对待慢性病。我国慢性病发病十分普遍，每 5 个人中就有 1 人确诊为慢性病患者，慢性病虽然是终身疾病，治疗是一个需要持之以恒的过程，但是慢性病并非绝症，可以通过现代医学治疗和健康的生活方式进行改变。

国外研究表明，患了慢性病也能活到 100 岁。想长寿，最重要的就是提前养成良好的生活习惯，这不仅能预防慢性病的发生，也能增强机体的抵抗力，就算得了病，康复的概率也大些。除戒烟、多运动、控制体重外，美国护理服务公司的一项调查发现，很多患有慢性病的百岁老人还有上网、听音乐、看电视、玩电子游戏等"时髦"爱好。专家们认为，"赶时髦"对长寿是有利的，这能让老年人感到自己还很年轻，同时也让他们觉得自己没有被世界"遗忘"。

82. 慢性病用药时应该注意什么

（1）不宜乱求医用药。慢性病患者求医问药，希望身体早日康复的心情是可以理解的，但切忌乱求医用药。这是因为各个医生用药之道不尽相同，药物与药物之间的相互作用可使药物毒性增强，疗效降低，或完全拮抗。所以，求医多，用药杂，反而对身体不好。

（2）不宜擅自停药。慢性病用药疗程长，非短期用药所能见效。因此，一定要遵医嘱治疗，定期、按时服药，不能"三天打鱼，两天晒网"，更忌擅自停药，以免延误治疗。

（3）要定期检查化验。慢性病患者需要较长时间服药，体内积蓄有害物量较大，必然增加人体解毒器官的负担。如服用容易损害肝、肾功能的药物，则要按要求定期复查肝、肾功能。一旦出现异常情况，应遵医嘱适量减少剂量，停药或改用其他药物。

二、高血压防治常识

83. 血压是怎样形成的？什么是理想血压

心脏有节奏地收缩、舒张推动血液在血管内流动，流动的血液对动脉血管壁的侧压力称为血压。心脏收缩时血液对动脉血管壁产生的压力为收缩压，俗称"高压"；心脏舒张时血液对动脉血管壁产生的压力为舒张压，俗称"低压"。通常血压的单位用 mmHg 表示。

所谓理想血压，就是血压在这个水平时引发心血管病的风险最低，也称之为正常血压值。目前推荐值为 120/80mmHg 以下。事实上，从 110/75mmHg 开始，心脑血管疾病的发病危险就随着血压的升高而上升，并且收缩压每升高 10mmHg，亚洲人群脑卒中和致死性心肌梗死的风险就分别增加 53% 与 31%。我国是脑卒中高发区，高血压的主要并发症是脑卒中，控制高血压是预防脑卒中的关键。因此，血压维持在一个相对低的水平，即理想水平，是安全的。

84. 什么是高血压？高血压怎样分等级

高血压是最常见的慢性病，也是心脑血管疾病最主要的危险因素之一，脑卒中、心肌梗死、心力衰竭及慢性肾脏病是其主要的并发症。高血压不仅致残、致死率高，而且严重消耗医疗和社会资源，给家庭和国家造成沉重负担。高血压是指在未服抗高血压药物的情况下，收缩压 ≥140mmHg 和/或舒张压 ≥90mmHg。有高血压病史的人，正在服用抗高血压药物，血压虽然低于 140/90mmHg，亦应该诊断为高血压。

高血压一般分为三个等级：1 级高血压、2 级高血压、3 级高血压。一般情况下，理想的血压小于 120/80mmHg，正常血压为 140/90mmHg 以下，120 ~ 139/85 ~ 89mmHg 为正常高值血压，即正常高限；140 ~ 159/90 ~ 99mmHg 为高血压 1 级；160 ~ 179/100 ~ 109mmHg 为高血压 2 级，180/110mmHg 以上为高血压 3 级。除分级外，高血压还根据有无危险因素、靶器官损害程度及是否伴随临床疾患进行危险分层，一般分为四层：低危、中危、高危和极高危。

85. 导致高血压的危险因素有哪些

（1）年龄：随着年龄增加，血压高的人所占的比例也在升高。

（2）遗传因素：父母、兄弟姐妹等与自己有亲缘关系的人患有高血压，则自己也容易患高血压。

（3）超重或肥胖：超重者患高血压的危险性明显增加；男性腰围 ≥90cm，女性腰围 ≥85cm，患高血压的危险是腰围低于这个界限者的 4 倍。

（4）膳食高钠：钠盐摄入量与血压水平明显相关。世界卫生组织提倡每人每天钠盐摄入少于 6g。我国食盐摄入量平均每人每天 12 ~ 18g，严重超标。

（5）过量饮酒：长期大量饮酒可导致血压升高，限制饮酒量可显著降低高血压的发病风险。

（6）体力活动不足：长期缺乏有规律的体力活动可导致血压升高，而适当的体育锻炼可以使血压下降 4~9mmHg。

（7）长期从事高度精神紧张工作：此类人群高血压患病率增加。

有以上危险因素之一者，建议每 6 个月测量一次血压。

86. 测量血压时应注意什么

采取正确方式测量血压非常重要。测量之前应该静坐 5 分钟以上。痛苦、激动或愤怒情绪都会使血压升高，从而引起误诊，甚至导致不必要的治疗或服用过量的药物。在测量血压前 30 分钟内不吸烟、饮酒或喝咖啡，排空膀胱，测压时患者务必保持安静。如果坐着测量，应该选择有靠背的椅子，上臂位置应该与心脏平齐。

初诊或血压不稳定的患者，每日早晚各测 1 次，最好在早上起床排尿后、服药前，晚上临睡前，连续测量 7 天。对少数无法连续测量 7 天者，至少连续测量 3 天。每次连续测量血压 2~3 遍，每遍间隔 1~2 分钟，取后两遍血压的平均值。因为首遍测量血压数值往往偏高。如血压达标且稳定者，则每周自测 1 天，早晚各 1 次。不要过分计较某次血压值的高低。血压本身有昼夜节律的变化，而且受诸多内外环境因素的影响，有一定的波动。不要因自测的几次血压值高低来随意调整药物的种类和剂量，这样不利于血压的稳定；

高血压的治疗方案，应由医生根据平时的血压状况来调整。

87. 如何早期发现、确诊高血压

对多数患者而言，高血压通常无自觉症状，不少患者根本不知道自己血压高，是体检或偶尔测血压时才发现。很多患者是在发生了心脏病、脑卒中、肾衰竭需要透析时才知道自己的血压高。故高血压被称为"无声杀手"。因此，早期发现高血压的唯一办法是测量血压。中老年、有高血压或其他心血管病家族史、超重或肥胖、平时口味偏咸、体力活动较少、经常饮酒的人尤其要警惕，最好经常测量血压。高血压会造成心、脑、肾、全身血管、眼底等重要器官的损害及临床并发症，这些脏器称为高血压的靶器官。一旦发生并发症，重则危及生命，轻则影响生活质量。所以，建议血压正常的成人每年至少测一次血压，易患高血压者每半年至少测一次。强化各级医疗机构首诊测血压制度，以便早发现、早治疗。有头晕、头痛、眼花、耳鸣、失眠、心悸、气促、胸闷、肥胖、睡眠打鼾、乏力、记忆力减退、肢体无力或麻痹、夜尿增多、泡沫尿等症状，提示可能血压高，要尽快看医生。

88. 得了高血压怎么办，不吃药行吗

发现血压高，应该到医院诊断病因，进行系统检查，诊断是原发性还是继发性高血压。如果是继发性高血压，重点治疗原发疾病（引起血压增高的疾病）。如果是原发性高血

压，首先是非药物治疗，如控制体重、戒烟限酒、生活规律、积极锻炼，轻度的高血压可以通过以上手段降压，可暂时不服用降压药物，但要定期监测血压。其次是药物治疗，药物治疗要因人而异，在进行相关检查后由医生选择合适的药物，不可自行乱服药。最后要定期复查，了解重要器官的情况和血压水平，并根据检查结果在医生的指导下调整用药。

血压达到正常血压高值（血压水平为 120 ~ 139/80 ~ 89mmHg），可视为高血压的高危人群，要定期监测血压。临床明确诊断高血压，收缩压 ≥ 140mmHg 和/或舒张压 ≥ 90mmHg，就要坚持长期治疗。不治疗的话，会导致全身动脉硬化发生发展，并可逐渐危及心、脑、肾等重要器官，严重时可并发高血压性心脏病、肾衰竭、脑血管意外等。

89. 高血压患者的饮食应注意什么

饮食干预对高血压患者血压的影响较为明显，应注意以下几方面：控制进食总量，提倡饮食不过饱，进食速度不过快。最好和体育锻炼同时进行，适度减轻体重，保持理想的标准体重。减少盐的摄入，以每人每日摄入食盐少于 6g（约啤酒瓶铁盖一满盖）为好。除盐以外还要减少含钠的调味品及盐腌制品，如酱油、味精、咸菜、咸鱼、咸肉、酱菜等的摄入。增加钾、钙、镁的摄入。应多吃新鲜蔬菜、水果以及牛奶、豆类等。减少膳食脂肪的摄入，减少食用油的摄入，少吃或不吃肥肉或动物内脏，并少吃荤油和甜点以限制饱和脂肪酸的摄入，戒烟限酒。

90. 哪些药物可以引起高血压

（1）激素类药物：如强的松、地塞米松、甲基或丙基睾丸素等。这些药物可引起水钠潴留，导致循环血量增加，而发生高血压。甲状腺激素类药物则能兴奋神经系统，引起血压升高。

（2）止痛药物：如消炎痛、炎痛喜康、保泰松等，除了引起水钠潴留外，还可抑制前列腺素合成，使血管趋向收缩而致高血压。

（3）避孕药：通过增进肾素－血管紧张素系统的活性，可使血管收缩，并刺激肾上腺皮质激素释放而造成高血压。

（4）其他能引起高血压的药物：如肾上腺素、去甲肾上腺素、利他林、多虑平及中药甘草等。

91. 高血压对人体有什么危害

血压升高的主要危害是其会在不知不觉中损害全身大、中、小血管，损害心、脑、肾等多个器官的功能。

健康的动脉富有弹性，内壁光滑，血液在其内通畅地流动，给器官供应充足的血液。如果血压高了而置之不理，动脉壁承受的压力大，易发生动脉硬化：动脉逐渐失去弹性而变硬，管壁增厚，管腔变窄。高血压和动脉硬化相互促进对方的进展，陷入恶性循环。若高血压伴高血脂、高血糖者，动脉硬化的速度会加快。

高血压促进胆固醇等物质附着和侵入到血管壁的内膜，这些黏稠的粥样物质堆积在血管内壁上，就是动脉粥样硬化，多发生在主动脉、冠状动脉、脑动脉等粗大的动脉。动脉粥样硬化使血管腔变窄，出现血流不足，引起冠心病心绞痛、脑供血不足而头晕等。血管腔重度狭窄或血管内膜上的粥样斑块破裂诱发血栓形成，会导致血管堵塞、血流中断，可引起心肌梗死、脑血栓等并发症。失去弹性而变脆变硬的血管在高的压力下易破裂，则发生脑出血或主动脉夹层等，病情非常凶险，常危及生命。

92. 高血压患者为什么要重视降压治疗

持续的血压升高会损害心、脑、肾、全身血管等靶器官，一旦出现靶器官损害，要想逆转非常困难，最终可发生脑卒中、心肌梗死、心力衰竭、肾衰竭、主动脉夹层等并发症。降压治疗的目的是使高血压患者的血压达到目标水平，从而降低脑卒中、急性心肌梗死和肾脏疾病等并发症发生和死亡的危险。

临床证据表明，收缩压下降 10～20mmHg 或舒张压下降 5～6mmHg，3～5 年内脑卒中、冠心病与心脑血管病死亡事件分别减少 38%、16% 与 20%，心力衰竭减少 50% 以上，高危患者获益更明显。

早降压早获益；长期降压长期获益；降压达标最大获益。坚持治疗，血压达标，能最大限度地减少、延缓并发症的发生，提高生活质量，延长寿命。要获得降压带来的益处，大多数患者必须长期坚持规范服用降压药。

93. 高血压治疗过程中需要注意什么

（1）长期坚持改变不良生活方式，要注意在改善生活方式的基础上再辅以药物治疗，这样才能收到理想的降压效果。

（2）定期测量血压（家庭，诊所）。

（3）绝大多数患者需要规范化降压药长期治疗，高血压患者即使无任何自觉症状也需服药。

（4）降压治疗要使血压达标，收缩压小于 140mmHg，舒张压小于 90mmHg。

（5）不要一味追求血压降低，最主要的是要让血压平稳，不要产生剧烈的波动。这要求每天 24 小时内血压稳定在目标范围内。

（6）不听信小广告或伪科学宣传，不能用保健品、保健理疗或食疗替代降压药。

94. 非药物治疗对控制血压有哪些益处

非药物治疗措施包括减轻体重、合理膳食、限制食盐摄入、增加体力活动和限酒等。

（1）有效降低血压：非药物治疗有明确的降压效果，对同时具有肥胖、膳食过咸等多种危险因素的个体，仅非药物治疗就可能使收缩压下降 2~20mmHg。

（2）减少降压药物的使用量：以非药物治疗为基础治疗

时，抗高血压药物使用较小的量即可使血压控制达标，不仅节省了药费，还可减少服用药物过多带来的副作用。

（3）在降低血压的同时，对其他心血管病、糖尿病、血脂异常和肿瘤等也具有很好的防治效果。

95. 高血压患者药物治疗需要遵循哪些原则

（1）小剂量开始。绝大多数患者需要长期甚至终身服用降压药。小剂量开始有助于观察治疗效果和减少不良反应。如效果欠佳，可逐渐增加剂量。达到血压目标水平后尽可能用相对小而有效的维持量以减少副作用。

（2）优先应用长效制剂。尽量使用一天服用一次而具有24小时平稳降压作用的长效制剂，以有效控制全天血压与晨峰血压，更有效地预防猝死、脑卒中和心肌梗死等。中、短效制剂，每天需服药2~3次，易漏服或错服，导致血压波动较大，心血管病风险增加。

（3）联合用药。只有30%~40%的高血压患者服用一种降压药就能降压达标，约70%的病人需联合应用两种或两种以上作用机制不同的降压药才能降压达标。

降压药物小剂量联合，具有降压机制互补、降压疗效叠加、互相抵消或减轻不良反应的特点。联合用药，既可服用多种降压药，也可服用单片复方制剂（SPC）。

（4）非药物治疗是基础。无论是血压偏高的个体还是确诊的高血压患者，都应立即采取非药物治疗。

（5）强调在医师的指导下规律服药。切忌频繁换药、服药不规律、靠自我感觉服药或随便停药。

（6）密切监测血压。药物治疗期间，尤其是在开始服药或调药期间，需要密切监测血压，确保血压控制达标和降压平稳。

96. 高血压患者的体格检查包括哪些内容

高血压持续时间长时，有左心肥厚征象，到晚期有心、脑、肾等脏器功能衰竭的体征。全面的体格检查应包括下列各项内容：

（1）正确测量血压和心率，必要时测定立卧位血压和四肢血压。

（2）检查四肢动脉搏动。

（3）全面的心肺检查。

（4）听诊颈动脉、胸主动脉、腹部动脉和股动脉有无杂音。

（5）测量体重指数（BMI）、腰围及臀围。

（6）眼底检查有无高血压视网膜病，即动脉变窄、动静脉交叉压迹、视网膜出血、渗出及视盘水肿。眼底视网膜血管是体内唯一可以直接看到的活体血管，是观察全身血管损伤程度的窗口。视网膜小动脉的变化，可提示全身小动脉，特别是脑部小动脉病变程度。

（7）检查腹部有无肾脏增大（多囊肾）或肿块等。

（8）神经系统检查有无脑血管损害的证据，如意识障碍、肢体感觉障碍和运动障碍等。

仔细的体格检查，有助于发现继发性高血压的线索及明确是否有靶器官损害。

97. 高钠、低钾饮食为什么会使血压升高

每天摄入少量（2～3g）钠盐是人体维持生命的必须，但过量钠盐摄入（6g/d 以上）会导致不良生理反应，其中最主要的就是升高血压。原因是：其一，摄入钠过多，血液内钠的浓度会增加，肾脏就减少尿的排出，使水钠潴留，血容量增加，血压升高。其二，血管壁细胞内钠含量增加，会引起血管收缩，还会造成血管壁水肿，导致血管腔变窄，血管阻力增加，血压升高。研究证明，钠盐摄入量与血压升高成正比，严格控制钠盐摄入可有效降低血压。钾能促进钠经尿排出，钾的摄入量与血压水平负相关，而我国居民的膳食特点是高钠低钾。我国南方人群钠盐摄入量平均为 8～10g/d，北方人群为 12～15 克/天，均大大超过世界卫生组织推荐的少于 6g 的标准。我国人群每天钾的摄入量只有1.89g，远低于世界卫生组织推荐的 4.7g。高盐饮食不仅是高血压发生的主要危险因素，也是脑卒中、心脏病和肾脏病发生发展的危险因素。每日吃钠盐从 9g 降至 6g，可使脑卒中发病率下降 22%，冠心病发病率下降 16%。

98. 高血压患者怎样做到减少钠盐摄入

钠盐可显著升高血压以及增高高血压的发病风险，而钾盐则可对抗钠盐升高血压的作用。我国各地居民的钠盐摄入

量均显著高于目前世界卫生组织每日应少于 6g 的推荐，而钾盐摄入则严重不足，因此，所有高血压患者均应采取各种措施，尽可能减少钠盐的摄入量，并增加食物中钾盐的摄入量。主要措施包括：

（1）尽可能减少烹调用盐，建议使用可定量的盐勺。

（2）减少味精、酱油等含钠盐的调味品用量。

（3）少食或不食含钠盐量较高的各类加工食品，如咸菜、火腿、香肠以及各类炒货。

（4）增加蔬菜和水果的摄入量。

（5）肾功能良好者，使用含钾的烹调用盐。

99. 高血压患者容易发生哪些靶器官损害

血压越高，病程越长，生活方式越不健康，伴随的危险因素越多，靶器官损害的程度就越严重，心血管病的危险性就越大。血压从 115/75mmHg 起，收缩压每升高 20mmHg，或舒张压每升高 10mmHg，冠心病和脑卒中的发生风险倍增。不仅血压水平的高低有影响，而且血压的波动程度越大，危害越高；清晨和夜间的高血压，都会导致靶器官损害及临床事件的发生。

高血压一旦发生心、脑、肾等严重并发症，后果严重。病情重者致死，因心脏病猝死的英年早逝者屡见不鲜；轻者致残，如脑卒中引起偏瘫、长期卧床、生活不能自理的患者，急性期住院费至少上万元，出院后每年医药费至少数千元。患者丧失劳动力，家庭成员长期照护，给个人、家庭和国家都造成巨大负担。

100. 高血压患者为什么要控制体重

超重和肥胖是导致血压升高的重要原因之一，而以腹部脂肪堆积为典型特征的中心性肥胖还会进一步增加高血压等心血管与代谢性疾病的风险，适当降低体重，减少体内脂肪含量，可显著降低血压。

衡量超重和肥胖最简便和常用的生理测量指标是体质指数 $[BMI = 体重（kg）/身高（cm）^2]$ 和腰围。前者通常反映全身肥胖程度，后者主要反映中心型肥胖程度。

（1）成年人正常体质指数为 $18.5 \sim 23.9kg/cm^2$，$24 \sim 27.9kg/cm^2$ 为超重，提示需要控制体重。

（2）$BMI \geqslant 28kg/cm^2$ 为肥胖，应减重。

（3）成年人正常腰围 < 90/85cm（男/女），如腰围 $\geqslant$ 90/85cm（男/女），提示需控制体重；如腰围 $\geqslant$ 95/90cm（男/女），应减重。

最有效的减重措施是控制能量摄入和增加体力活动。在饮食方面要遵循平衡膳食的原则，控制高热量食物（高脂肪食物、含糖饮料及酒类等）的摄入，适当控制主食（碳水化合物）摄入量。在运动方面，规律的、中等强度的有氧运动是控制体重的有效方法。减重的速度因人而异，通常以每周减重 $0.5 \sim 1kg$ 为宜。对于非药物措施减重效果不理想的重度肥胖患者，应在医生指导下，使用减肥药物控制体重。

101. 高血压的治疗目标是什么

（1）普通高血压患者的血压（收缩压和舒张压）均应严格控制在国际公认 140/90mmHg 以下。

（2）糖尿病及肾病患者的血压应降至 130/80mmHg 以下。

（3）老年高血压患者收缩压降至 150mmHg 以下，如能耐受，还可进一步降低。

血压达标的要求：监测时血压达标，长期随访中大多数时间血压达标。

血压达标的时间：一般患者应经过 4～12 周的治疗使血压达标，老年患者、病程长、冠脉或双侧颈动脉严重狭窄的患者，血压达标时间应适当延长。要避免血压下降速度太快以及降得过低，引起心、脑、肾等重要脏器灌注不足而导致缺血事件。

理想降压药的标准：

（1）有好的降压疗效、肯定的心血管保护作用。长效制剂，24 小时平稳降压，避免血压波动。

（2）一日一次，服用方便。

（3）副作用小，安全性好，耐受性好，价格合理。

102. 高血压患者长期应用阿司匹林要注意什么

高血压的严重后果是心脑血管血栓性事件（心绞痛、心肌梗死、脑梗死等）发生率的显著增高。大量的证据显示：

每天 100mg 阿司匹林可以有效预防血栓性事件，使心肌梗死的发生率下降 1/3、脑梗死发生率下降 1/4、心血管死亡发生率下降 1/6，国内外指南均明确规定有适应证的高血压患者需终身服用阿司匹林。

阿司匹林对心血管病二级预防的证据明确。对于高血压合并稳定型冠心病、有心肌梗死史、缺血性脑卒中或 TIA（短暂性脑缺血发作）史以及合并周围动脉硬化、外周血管有斑块等病变的患者，需每天应用阿司匹林 100mg；对于阿司匹林不能耐受者，可考虑每天用氯吡格雷 75mg 代替。

服用阿司匹林应首先筛查有无发生消化道出血的高危因素，如果高血压患者合并有活动性胃溃疡、严重肝病、出血性疾病，需禁用阿司匹林；治疗中发生出血的应停用阿司匹林；有出血倾向的应慎用或停用。

103. 高血压患者应该如何锻炼

（1）要定时。患高血压的人要做到生活有规律，活动锻炼也要定时。

（2）要坚持不懈。只有长期坚持锻炼才能达到增强体质的目的，无规律的间断锻炼会引起身体的不适应，容易引起血压波动。

（3）要量力而行。活动锻炼必须根据自身条件和高血压的程度来决定，活动强度最好在医生指导下进行，在锻炼中应注意心率和血压的变化，若心率明显加快、血压升高，应减少活动量。

（4）要选择适当的锻炼方式。一般说来，高血压不稳定时不宜做过多过强的锻炼。气功、太极拳是一种安全有效的锻炼方法，对患有高血压的病人最为适宜。老年人可以步行锻炼，户外的新鲜空气，良好的自然环境，给人一种轻松愉快的感受，可缓解大脑皮层的紧张，促进血压下降。总之，适宜的活动锻炼应视为治疗高血压的措施之一，但是症状较多、血压较高，或同时合并其他疾病时，应注意适当休息。

104. 高血压患者生活中要注意什么

（1）缓慢起床。早晨醒来，先在床上仰卧，活动一下四肢和头颈部，然后慢慢坐起，活动几次上肢，再下床活动，这样血压不会有大的波动。

（2）温水洗漱。过热、过凉的水都会刺激皮肤感受器，引起周围血管的舒缩，进而影响血压。以温水洗脸、漱口最为适宜。

（3）晨饮一杯。早上起床漱口后饮白开水一杯，既有冲洗胃肠的作用，又可稀释血液，降低血液黏稠度，使血液循环通畅，促进代谢。

（4）适当晨练。不宜剧烈运动，宜散步或打太极拳，以增强血管的舒缩能力，缓解全身中小动脉的紧张，有利于降压。

（5）耐心排便。排便宜取坐姿，切勿过于用力，站起时，动作要缓慢。便秘者多吃蔬菜、水果和纤维素多的食物。

（6）早餐清淡。一杯牛奶或豆浆，一个鸡蛋，适量的面包或馒头，加上清淡小菜即可。不可过饱，也不可不吃早餐。

（7）切勿挤车。外出切勿挤公共汽车，可步行或骑自行车。把途中的时间留得宽裕些，以免心理压力大，促使血压升高。

（8）中午小睡。午饭稍丰盛，有荤有素，但不宜油腻，同样不可过饱。餐后稍活动，再小睡或休息一会儿。

105. 高血压患者的饮食应该注意什么

高血压患者饮食宜清淡，低盐、低脂、低糖；宜高维生素、高纤维素、高钙。

（1）推荐的食物

①富含钾、钙、维生素和微量元素的食物：新鲜蔬菜、水果、土豆、蘑菇等。

②植物油。

③富含膳食纤维的食物：燕麦、薯类、粗粮、杂粮等。

④富含优质蛋白、低脂肪、低胆固醇的食物：无脂奶粉、鸡蛋清、鱼类、去皮禽肉、瘦肉、豆制品等。鱼类蛋白是优质蛋白，鱼油含不饱和脂肪酸，应多吃鱼类。

（2）不用/少用的食物

①高钠食物：咸菜、榨菜、咸鱼、咸肉、腌制食品、烟熏食品、火腿、含钠高的调味料、酱料等。

②高脂肪、高胆固醇食物：动物内脏、肥肉、禽皮、蛋

黄、鱼子、油炸食品。

③饱和脂肪酸食物：人造奶油，富含氢化油、起酥油的糕点和方便食品等。

④糖类、辛辣刺激的调味品、浓咖啡、浓茶等。

106. 高血压治疗中常见的误区是什么

（1）血压正常了，就可以停药。高血压患者应终身治疗，不能自行停药。服药后血压降至正常，仅代表药物治疗有效，并不表示高血压已被治愈。

（2）血压高没有症状，可以不用药。服药的唯一依据是测量到的血压值。平时即使没有任何症状，也必须根据监测的血压水平来决定降压药的服用方法和剂量。

（3）平时不服药，只在感觉不舒服时服药。高血压一般缺乏特异的临床表现，仅在测量血压时或发生心、脑、肾等并发症时才被发现。血压的高低与症状无明显相关性。

（4）有时忘记服药，等想起来了再补服。漏服降压药或不按时服药，都会造成血压波动，促使病情恶化。

（5）"药有三分毒"，降压药有副作用。降压药可以有效降低血压，显著降低中风与心肌梗死等严重心脑血管疾病的发生风险。在医生指导下服用降压药是非常安全的。

（6）降压药吃的种类越少越好。单一用药不能控制血压，增加单一药物剂量的做法是错误的。临床上，70% 以上的高血压病人需服用两种或两种以上降压药才能使血压达标。联合用药能减少各自药物的用量，减少副作用并提高疗效，对靶器官有协同保护作用。

（7）道听途说选药。对别人有效的药物，对自己可能是无效的，甚至是有害的。在医生指导下用药才是正确的选择。

三、冠心病防治常识

107. 什么是冠心病

冠心病是冠状动脉粥样硬化性心脏病的简称，是全身动脉粥样硬化性疾病的一部分。冠心病累及营养心脏的冠状动脉血管，表现为原本动脉内膜光滑、柔软有弹性的血管变硬，形成粥样斑块。粥样硬化的斑块可以导致钙化、溃疡、出血、局部血栓及血凝块的形成。随着粥样硬化斑块和血凝块的增大，冠状动脉管腔变狭窄，甚至完全闭塞，造成心肌缺血、缺氧或心肌梗死，从而产生一系列的症状，如胸痛、胸闷、心律不齐等，严重时会发生心肌梗死，造成心力衰竭、猝死，危及生命。

108. 冠心病的早期症状有哪些

（1）冠心病患者劳累后或者精神紧张时出现胸骨后或者心前区的疼痛，并向左肩、左上肩放射，休息后可自行缓解。

（2）冠心病患者在体力活动、公共场合时会有心慌、气短、疲劳和呼吸困难等感觉，反复出现心律不齐，过速或过缓。

（3）早期会出现饱餐、寒冷后心悸胸闷等症状。

（4）冠心病的早期症状会有一段长期发作的左肩痛经历，且经一般治疗不容易恢复。

（5）早期容易出现睡觉时胸闷心悸、呼吸不畅等现象。

（6）性生活或用力排便时出现心慌、胸闷、气急或胸痛不适。

冠心病早期症状的辨别十分重要，要做到早预防、早治疗，预防心肌梗死事件的发生。

109. 诊断冠心病应做哪些检查

如果不是处于心绞痛的发作时间，心电图检查可能完全正常。心电图负荷试验是一种无创而有效的辅助诊断的检查方法。通过运动使心率增加，观察是否出现心肌缺血的情况。如果心电图负荷试验结果为阳性，说明冠状动脉有较严重的狭窄，应立即接受冠状动脉造影检查。如果心电图负荷试验的结果为阴性，多数患者的冠状动脉可能没有严重的狭窄。如果病人不适合做心电图负荷试验检查，可以考虑进行同位素心肌灌注显像，它也是筛选是否有心肌缺血的辅助检查方法。此外，多排螺旋 CT 冠状动脉成像可了解冠脉管腔狭窄程度和管壁钙化情况，对判断管壁内斑块分布范围和性质也有一定意义。如果以上的任何一项检查怀疑有心肌缺血或管腔狭窄，应该尽早接受冠状动脉造影检查。冠状动脉造影是确定冠状动脉是否有病变以及判定冠状动脉狭窄严重程度的最有效的检查方法。

110. 冠心病发病的危险因素有哪些

（1）年龄与性别：40岁后冠心病发病率升高，女性绝经期前发病率低于男性，绝经期后与男性相等。

（2）高脂血症：脂质代谢紊乱是冠心病最重要的预测因素。总胆固醇（TC）和低密度脂蛋白胆固醇（LDLC）水平与冠心病事件的危险性之间存在着密切的关系。甘油三酯（TG）是冠心病的独立预测因子。

（3）吸烟：吸烟是冠心病的主要危险因素。吸烟者冠心病发病率和死亡率比不吸烟者高 2~6 倍。

（4）糖尿病和糖耐量异常：冠心病是未成年糖尿病患者首要的死因，冠心病占糖尿病病人所有死亡原因近80%。

（5）肥胖症：肥胖症已明确为冠心病的首要危险因素，可增加冠心病的发病率。

（6）高血压：高血压与冠状动脉粥样硬化的形成和发展关系密切，高血压病人患冠心病是血压正常者的 3~4 倍。

111. 如何判断自己是否患有冠心病

（1）冠心病的诊断一般依赖典型的临床症状，如情绪激动时突然胸口疼痛，表现为压榨性或紧缩性疼痛，这种疼痛一般从胸骨后开始到心前区，还会放射到左肩，甚至小手指、无名指等。口服硝酸甘油后症状会得到缓解。

（2）心绞痛是其最主要的临床症状，如果有心绞痛应该高度怀疑冠心病。此外，如果出现心肌梗死时，心绞痛持续时间长外，还会出现恶心、呕吐、出汗、发热，甚至发绀、血压下降、休克、心衰。

（3）冠心病的诊断要依赖辅助检查，心电图是最常用最简单的方法，核素心肌显像、超声心动图、血液学检查、冠状动脉 CT、冠状动脉造影及血管内成像技术等都是冠心病的诊断方式。

（4）冠心病患者应该随身携带硝酸甘油片、速效救心丸，心绞痛时赶紧舌下含服。此外患者必须特别注意饮食习惯，少吃油腻食品，多吃蔬菜水果。经常关注自己的血压，多进行强度较小的体育锻炼。不吸烟，不喝酒等。

112. 冠心病诊断方法有哪些

心电图和心电图负荷试验是最基本的检查方法。特殊检查包括：

（1）核素心肌显像。核素心肌显像是常见的冠心病诊断方法。根据病史，心电图检查不能排除心绞痛时可做此项检查。核素心肌显像可以显示缺血区、明确缺血的部位和范围。结合运动负荷试验再显像，则可提高检出率。

（2）多排螺旋 CT 冠状动脉成像。可了解冠脉管腔狭窄程度和管壁钙化情况，对判断管壁内斑块分布范围和性质也有一定意义。

（3）冠状动脉造影。冠状动脉造影是目前进行冠心病诊断的"金标准"。可以明确冠状动脉有无狭窄，狭窄的部位、程度、范围等，并可据此指导进一步治疗。同时，进行左心室造影，可以对心功能进行评价。冠状动脉造影的主要指征为：①内科治疗心绞痛仍较重者，为明确动脉病变情况以考虑冠脉介入治疗或旁路移植手术；②胸痛似心绞痛而不能确诊者。

（4）心脏超声和血管内超声。心脏超声可以对心脏形态、室壁运动以及左心室功能进行检查，对室壁瘤、心腔内血栓、心脏破裂、乳头肌功能等有重要的诊断价值。血管内超声可以明确冠状动脉的管壁形态及狭窄程度。

113. 冠心病的治疗方法有哪些

（1）药物治疗。冠心病的基础治疗。

（2）介入治疗。通过球囊扩张或植入冠脉支架而解除冠脉狭窄的治疗方法。特点是安全、高效、快捷、痛苦少、恢复快。

（3）手术治疗。即冠脉搭桥。

药物治疗、介入治疗和手术治疗，这三种治疗方法相互配合以达到最佳的治疗目的。每一种治疗方法都有明确的适应证，这些适应证是通过科学研究和大量的临床经验总结得出的结论。因此，选择何种治疗方法是有科学依据的，不能依据个人的爱好和费用的多少来盲目地决定。通常医生能根据心绞痛的程度、心功能的情况、冠状动脉造影所显示的病变血管的严重程度、长度、数量和部位制订合理的治疗方案。

114. 什么是心绞痛

心绞痛是冠心病的主要症状，是由于冠状动脉供血不足造成的心肌暂时缺血缺氧，从而引起以发作性胸痛或胸部不适为主要表现的临床综合征。典型的心绞痛表现为心前区或胸骨后的疼痛，胸部有紧缩感、压榨感、窒息感、沉重感或麻木感。心绞痛可以放射到左上肢、肩部、下颌、上腹部、背部，可以同时伴有胸闷、憋气、乏力等症状。心绞痛通常逐渐起病，休息后几分钟或服用硝酸甘油可缓解。如果胸部疼痛或胸闷不适持续不能缓解，可能是冠状动脉发生闭塞，通往心肌的血流完全停止，部分心肌发生永久性损害，即所谓的心肌梗死。心肌梗死严重时，会出现心律失常、心衰和猝死。即使没有死亡，发生梗死的心肌由瘢痕组织替代，丧失收缩功能。如果瘢痕组织较大，还会形成室壁瘤，心脏功能明显受损，生活质量下降，寿命缩短。心绞痛严重危害了患者的生活和健康，如果不及时治疗可能会引起严重后果，对患者造成很大的伤害。

115. 冠心病、心绞痛发作应采取什么急救措施

（1）就地休息，有条件时迅速吸氧。

（2）迅速含服硝酸甘油或消心痛，若不能缓解，5～10分钟后可再重复一次。还可以嚼服阿司匹林 300mg。

（3）同时服用镇静药，如安定。

（4）家人不要惊慌，抢救时动作轻而迅速，周围无关人

员应尽量减少，保持环境安静，注意保暖，劝说老人不要急躁。

（5）待病情稳定后再搬动老人或送医院治疗。

（6）若经上述方法处理病情仍不能控制，应警惕不稳定性心绞痛发生，其极易向急性心肌梗死发展，应立即与医院联系，争取抢救时机。

116. 什么是心肌梗死？有何危害

心肌梗死是冠心病的危急症候，是指冠状动脉急性、持续性缺血缺氧闭塞、血流中断，可导致该动脉所供应的心肌严重持久缺血，20~30分钟即致心肌坏死。临床上多有剧烈而持久的胸骨后疼痛，休息及硝酸酯类药物不能完全缓解，伴有血清心肌酶增高及动态的心电图演变，可并发心律失常、休克或心力衰竭，常可危及生命，是心脏病死亡的首要原因。如果病变范围过大或抢救措施不力，会导致心脏破裂、猝死等严重后果。抢救及时，经过一段时间治疗和静养，可以得到一定的恢复。也有无心绞痛引发心肌梗死的病例，此种情况最为危险，常因没能防备而造成猝死。

117. 急性心肌梗死的先兆症状有哪些

（1）突然严重的心绞痛发作。

（2）原有的心绞痛性质改变（加频、变剧、持续时间延长），或诱因不明显，多在安静休息时发作，含服硝酸甘油疗效差。

（3）疼痛时伴有大汗、恶心、呕吐、心律失常、低血压等，常称之为梗死前状态。

（4）心绞痛发作时，心电图出现 ST 段抬高或明显压低，T 波倒置或高耸，或出现心律失常。

对上述先兆表现若能及时辨认，早期入院积极治疗，将能使部分病人避免心肌梗死的发生。

118. 发生心肌梗死该怎么办

（1）仰卧休息。老人立即停止一切活动，平卧休息，马上测量血压。

（2）尽早拨打急救车电话，送老人去医院，争取救治时间。

（3）平静呼吸。可以半张开嘴喘气，这样更有利于呼吸。

（4）舌下含服硝酸甘油 1 片，阿司匹林 300mg 嚼服，如有条件则吸氧。

（5）家人或现场人员切不可惊慌失措，要帮助老人摆正姿势，保持平卧放到床上或平坦、安全的地方。让老人的颈部伸直，有利于呼吸。头要偏向左侧或右侧，防止老人将呕吐物吸到气管里。

（6）运送过程中不要让老人自己用力，用担架抬并让老人采取舒适的姿势。

（7）发现老人没有呼吸和心跳时，要立即做心肺复苏。正确、及时的现场急救能为患者赢得宝贵的时间。

119. 引起急性心肌梗死的诱因有哪些

（1）工作过累、重体力劳动等均可加重心脏负担，使心肌耗氧量猛增。冠心病患者的冠状动脉因发生粥样硬化而管腔狭窄，不充分扩张难以增加心肌灌注，便造成心肌急性缺血。缺血缺氧又可诱发冠脉痉挛，使心肌缺血进一步加重，严重时可促发急性心肌梗死。

（2）精神紧张、情绪激动时，交感神经兴奋，儿茶酚胺分泌增多，机体应急反应性增高，心肌收缩力、心率、血压增高，冠状动脉张力增高，可发生心绞痛甚至心肌梗死。

（3）饱餐、大量饮酒、进食大量脂肪食物等均有诱发急性心肌梗死的危险。进食高热量高脂肪食物可使血脂浓度突然升高，血液黏滞度增加，引起局部血流缓慢，促使血栓形成而导致急性心肌梗死。

（4）便秘。尤其在老年人中，因排便用力屏气而导致心肌梗死者并不少见。所以，有冠心病的老年人应注意养成定时排便的习惯，必要时可采取一些润肠通便的措施。

（5）大出血、大手术、休克、严重心律失常等，均可能触发粥样硬化斑块破裂、血栓形成而导致持续的心肌缺血。

120. 怎样预防心肌梗死

（1）绝对不搬抬过重的物品。搬抬重物时要弯腰屏气，其生理效应与用力屏气大便类似，是老年冠心病患者诱发心肌梗死的常见原因。

（2）放松精神，心境平和，对任何事情都能泰然处之；参加适当的体育活动，但应避免竞争激烈的比赛。

（3）每周至少要有三次认真的体育锻炼，每次不少于 30 分钟，在参加体育锻炼之前，应先测定体力耐受程度，过度会导致血压急骤上升，使左心室过度疲劳和促使发生心力衰竭。运动量一般可视年龄和健康状况而定。

（4）不要在饱餐或饥饿的情况下洗澡。避免洗澡水温太高使皮肤血管明显扩张，大量血液流向体表，可造成心脑缺血。洗澡时间不宜过长，病情严重的老人应在他人帮助下洗澡。

（5）注意气候变化。在严寒或强冷空气的影响下，冠状动脉可发生痉挛并继发血栓而引起急性心肌梗死。气候急剧变化、气压低时，冠心病患者会感到明显不适。所以冠心病患者要注意保暖，或适当加服扩管药物进行保护。

121. 冠心病患者有哪些注意的事项

冠心病虽然不能治愈，但患者如果严格按照科学方法调节饮食起居，一样可以带病延年。

（1）合理饮食。注意少吃动物脂肪和胆固醇含量高的食物，如蛋黄、鱼子、动物内脏等。少吃肉，多吃鱼和豆制品，多吃蔬菜和水果。

（2）生活有规律。避免过度紧张；保持足够睡眠；培养多种情趣；保持情绪稳定，切忌急躁、激动；保持大便通畅。

（3）保持适当的体育锻炼活动。增强体质，有助于改善循环系统的功能，调节脂质的代谢等。

（4）不吸烟、酗酒。烟可使动脉壁收缩，促进动脉粥样硬化；酗酒则易情绪激动，血压升高。

（5）坚持药物治疗。根据医嘱坚持药物治疗，有助于控制病情的发展。

（6）注意节制房事的频次。一次房事所消耗的体力相当于跑完百米。

（7）心绞痛患者需要随身携带硝酸甘油等药物。

122. 冠心病患者运动时需要注意什么

适当的体育锻炼对预防冠心病有很大的益处。冠心病患者进行运动前应向医生咨询，听取医生根据检查结果给出的建议。对中老年人而言最安全、最有效的就是有氧运动，运动量不大但时间相对比较长的运动，比如快步行走、拳操、慢跑、骑自行车、游泳等都是很好的选择。冠心病患者运动时要注意：

（1）循序渐进。运动强度从低开始，切忌一开始就剧烈运动。

（2）患者应根据自身情况，例如年龄、病情严重程度、体力、爱好等选择适合的运动项目，交替进行。

（3）科学锻炼。每次持续30分钟以上，以不引起不适感觉为原则。

（4）运动时应注意保暖。尤其是晨练者，开始时应防止突受寒风侵袭，因为寒冷可诱使冠状动脉痉挛。但也应避免穿得太厚，影响散热，增加心率。心率增快会使心肌耗氧量增加。

（5）一旦遇到伤害、病情发作、身体不适等要立即停止。

123. 冠心病患者为何不宜在清晨锻炼身体

清晨是人们进行体育运动和患者进行康复锻炼的黄金时间。但调查发现，清晨又是心脏病发作的高峰时间。在一天 24 小时中，上午 9 ~ 10 时是心脏病发作的"高峰期"。其原因：

一是上午的动脉血压较高，增加了粥样硬化斑块脱落的可能性，促使血栓形成的胶原纤维暴露出来，血小板聚集进一步增加，在粥样硬化的冠状动脉损伤处形成血小板凝集物，容易引起缺血，导致心脏病发作。

二是上午交感神经系统活动性增高，心肌生物电不稳定性增加，激发致死性心律失常的出现，导致猝死。

所以，冠心病患者在进行体育锻炼时，最好避开心脏病发作的"高峰期"，安排在下午或晚上为好。

124. 怎样早期发现冠心病

冠心病是中老年人的常见病和多发病，处于这个年龄阶段的人，如果出现下列情况，要及时就医，以免延误病情。

（1）劳累或精神紧张时出现胸骨后或心前区闷痛，或紧缩样疼痛，并向左肩、左上臂放射，持续 3 ~ 5 分钟，休息后自行缓解者。

（2）体力活动时出现胸闷、心悸、气短，休息时自行缓解者。

（3）出现与运动有关的头痛、牙痛、腿痛等。

（4）饱餐、寒冷或看惊险影片时出现胸痛、心悸者。

（5）夜晚睡眠枕头低时，感到胸闷憋气，需要高枕方感舒适者；熟睡或白天平卧时突然胸痛、心悸、呼吸困难，需立即坐起或站立方能缓解者。

（6）性生活或用力排便时出现心慌、胸闷、气急或胸痛不适。

（7）听到周围的锣鼓声或其他噪声便引起心慌、胸闷者。

（8）反复出现心律不齐、不明原因心跳过速或过缓。

125. 冠状动脉粥样硬化狭窄是怎么分级的

冠状动脉粥样硬化造成管腔狭窄的程度，根据直径变窄百分率分为四级。

（1）Ⅰ级：管腔狭窄面积在25%～49%。

（2）Ⅱ级：管腔狭窄面积在50%～74%。

（3）Ⅲ级：管腔狭窄面积在75%～99%。

（4）Ⅳ级：管腔狭窄面积在100%。

一般Ⅰ级粥样硬化并不引起明显的冠状动脉血流量的减少，Ⅱ级会有一定缺血意义，Ⅲ级以上的狭窄会严重影响心肌血供。病理解剖检查显示，冠心病心绞痛的患者，至少有一支冠状动脉的管腔显著狭窄达横切面的75%以上，也就是说，冠状动脉达Ⅲ级以上粥样硬化狭窄者才出现心绞痛症状。

126. 冠状动脉粥样硬化狭窄怎样防治

（1）长期服用他汀降血脂药物及阿司匹林。

（2）3 个月复查一次血脂和肝功能。

（3）3～5 年复查一次冠脉 CTA。

（4）如果发生心绞痛症状，及时住院。

127. 冠状动脉造影有何临床意义

冠状动脉造影是目前唯一能直接观察冠状动脉病变的诊断方法，是诊断冠心病的"金标准"。冠状动脉造影是成熟技术，它是一种有创伤性的诊断技术，条件要求高，少数患者在术中会出现一些并发症，加之需要熟练的技术和良好的设备条件，所以限制了它的广泛应用。但这种检查是对冠状动脉的直接真实显影，对冠心病的诊断较其他检查无疑更为精确可靠，尤其对那些需要行冠状动脉搭桥手术和冠状动脉血管内成形术的病人是术前必须进行的一项检查。

具体方法是：从患者大腿根部的股动脉或上臂的桡动脉，送入一根导管，在 X 线的帮助下，将导管的尖端一直送到主动脉根部的冠状动脉。然后注入造影剂，对左右两个冠状动脉分别进行造影检查，即可清晰分辨冠状动脉及其分支有无狭窄，狭窄的部位及程度，以及侧支循环情况。急性心肌梗死多由冠状动脉急性闭塞所致，若能在 12 小时以内接受冠状动脉造影并开通闭塞血管，能直接改善患者预后，其效果优于溶栓治疗。

128. 哪些人需要做冠状动脉造影

（1）不明原因胸闷、胸痛，无创性检查不能确诊，临床怀疑冠心病，需要明确冠心病诊断者。

（2）确诊冠心病需做支架植入术者。

（3）明确冠心病准备做冠脉搭桥手术者。

（4）中老年患者不明原因的心律失常、心脏扩大、心力衰竭，疑有冠心病而无创性检查不能确诊者。

（5）不明原因的左心功能不全，主要见于扩张性心肌病或缺血性心肌病，两者鉴别往往需要行冠状动脉造影。

（6）心脏手术前医生为了解冠状动脉的血液供应情况，通常需要做冠脉造影。

（7）心梗后再发心绞痛或运动试验阳性，应行冠状动脉造影。

（8）急性冠脉综合征拟行急诊 PCI 者。

（9）急性心肌梗死再灌注治疗后，搭桥术后或 PCI 术后，心绞痛复发，往往需要再行冠状动脉造影进行病变再评价。

四、糖尿病防治常识

129. 什么是糖尿病

糖尿病是因体内胰岛素绝对或者相对不足所引起的一组

以血糖升高为特征的代谢性疾病。临床表现为"三多一少"，即多饮、多尿、多食和体重减少，以及血糖升高，尿糖阳性，久之，发生全身神经、微血管、大血管病变，并可导致心、脑、肾、神经及眼等组织器官的慢性病变，是严重危害患者健康和生命的内分泌代谢性疾病。

130. 哪些人容易患糖尿病

（1）空腹血糖异常（空腹血糖在 100～125mg/dL 之间）或葡萄糖耐量减低者（糖耐量餐后 2 小时血糖在 140～200mg/dL 之间）。

（2）有糖尿病家族史者，也就是父母一方、兄弟姐妹有糖尿病的，这些人患糖尿病的概率比没有糖尿病家族史的人要高。

（3）体形肥胖者，尤其是那些"大肚子细腿"的人。

（4）已经患有高血压、血脂异常或动脉硬化病者。

（5）以往怀孕时曾有过血糖升高或生育巨大儿（体重4kg 以上）的女性。

（6）出生时体重低或婴儿期体重比一般小孩轻的人。

（7）年龄≥40 岁者，糖尿病发病率随着年龄的增加而增长，40 岁后明显上升，至 60 岁达高峰。

（8）吸烟、体力活动少、生活压力大和精神持续紧张者。

（9）长期使用一些影响糖代谢的药物，如糖皮质激素、利尿剂等。

131. 糖尿病有哪些临床表现

轻症糖尿病常无症状，完全依靠化验诊断，典型的糖尿病有以下临床症状：

（1）多尿。糖尿病患者因血糖过高，肾小球滤液中的葡萄糖又不能完全被肾小管重吸收，以致形成渗透性利尿。故糖尿病患者尿量增加，每日可达 3000 ~ 6000mL，甚至10000mL 以上。排尿次数也增加，每日排尿十余次或数十次。一般血糖越高，尿量也越多，从尿中排出的糖也越多。

（2）多饮。由于多尿，体内丢失大量水分，引起口渴，故出现多饮，糖尿病患者喝水很多，饮不解渴。

（3）多食。由于尿中失去大量葡萄糖，需从体外补充，加上体内葡萄糖利用障碍，引起饥饿反应，故出现多食，多食又致高血糖，高血糖又致多尿、尿糖增加，如此形成恶性循环。

（4）消瘦。由于体内胰岛素不足，葡萄糖不能充分利用，使脂肪和蛋白质分解加速，结果体内碳水化合物、蛋白质及脂肪均大量消耗，使体重减轻或出现形体消瘦。

（5）疲乏。主要为肌无力，与代谢紊乱、葡萄糖利用减少及分解代谢增加有关。

（6）其他。糖尿病急慢性并发症的表现。

132. 如何早期发现糖尿病

糖尿病的早期发现，是糖尿病防治的关键。如何早期发现糖尿病？

（1）发现自己现在吃饭比原来多，喝水比原来多，但体力并不好。体重有点下降，容易累，有的人实际血糖已经到诊断糖尿病的标准了。

（2）餐前经常发生低血糖，没有口渴多饮多尿症状，就是饭前觉得饿得不行，上顿饭管不到下顿饭，不吃点东西就觉得饿得心慌。这可能是胰岛素分泌延迟了，胰岛素分泌和血糖高不同步了，血糖低的时候胰岛素反而分泌高，发生低血糖症状。

（3）有糖尿病家族史。伴发肥胖、高脂血症、高血压病、皮肤瘙痒症，久治不愈的疮疡，反复外阴、阴道真菌感染，伤口不易愈合，体癣久治不愈，牙周炎、牙龈炎反复发作都应到医院行血糖检查，以免延误病情。

133. 为什么有的糖尿病患者没有自觉症状

糖尿病的典型症状为"三多一少"，即多饮、多尿、多食及体重减少。但是有部分患者症状不明显，如隐性糖尿病，又称亚临床糖尿病或糖尿病缓解期，平时不表现糖代谢异常，故没有自觉症状，只有在应激的情况下，才发生糖耐量不正常或临床糖尿病。有的糖尿病患者空腹血糖正常，但饭后有高血糖及尿糖，糖代谢紊乱不严重，故没有糖尿病的临床症状。有些糖尿病患者虽无糖尿病的临床症状，但可出现糖尿病并发症，如末梢神经病变或大血管病变的症状和体征。有些老年糖尿病患者，虽然有空腹高血糖或明显的糖尿病微血管病变，但无多饮多尿等糖尿病的典型症状，称为无症状的临床糖尿病。此外，有的患者虽有症状也往往被自己忽略，所以常在得病多年后才被发现。有的老年患者无症状，在体检或其他疾病检查时才被发现患有糖尿病。因此，糖尿病症状不典型或易被忽略的患者，要提高警惕。

134. 糖尿病的诊断标准是什么

（1）空腹血糖≥7mmol/L，口服葡萄糖耐量试验餐后两小时血糖≥11.1mmol/L。

（2）有明显的糖尿病症状，空腹血糖不止一次≥7mmol/L。

（3）有糖尿病症状，并且随机血糖≥11.1mmol/L。随机血糖是指就餐后任意时间的血糖值。

符合上述标准之一的患者，在次日复诊时仍符合三条标准之一即诊断为糖尿病。

（4）如空腹血糖＜7mmol/L，口服葡萄糖耐量试验餐后两小时血糖介于7.8～11.1mmol/L之间者，称为糖耐量降低（IGT），这些人尚不能诊断为糖尿病，属糖尿病前期阶段。IGT是糖代谢介于正常与糖尿病之间的中间状态，并不意味着患有糖尿病，但要比正常人易发生糖尿病，应引起高度警惕。

135. 糖尿病患者治疗需要遵守哪些原则

（1）早期治疗。治疗得越早越及时越好，即首先要争取早发现糖尿病。

（2）长期治疗。糖尿病是慢性病，需要终身治疗，但是糖尿病是可以控制的病。患者要有长期治疗的思想准备。即使血糖、尿糖都达到了正常值，也不能停药，可以减少药物剂量维持，注意经常复查，以便随时调整用药，千万不要认为自己的病好了而放弃治疗。

（3）系统治疗。糖尿病不是一次诊疗行为就可以完成的。患者要选择一家正规医院，在糖尿病专家的指导下系统治疗至少三个月再来评价治疗效果。

（4）个体化治疗。每个糖尿病患者的病因、病理、病程、病情发展都是有差异的，并发症的发生、发展情况等都不一样，一定不要照搬别人的治疗方案，而要在糖尿病专科医生指导下，制订一个个体化的治疗计划。

（5）综合治疗。通过糖尿病科普教育，掌握糖尿病基本知识，综合运用饮食调整、运动、药物、自我监测等方法控制糖尿病。该用胰岛素就要注射胰岛素治疗，力争监测指标达标。要定期查 24 小时血糖定量、糖化血红蛋白来了解一段时间内的血糖控制情况。有条件的最好做一次 72 小时动态血糖监测，了解血糖波动的情况。此外还要注意血脂、血压、肝肾功能等指标。

136. 糖尿病患者合理用药的五项原则是什么

（1）按糖尿病类型选择药物。1 型糖尿病患者必须终生使用胰岛素；2 型糖尿病患者在控制饮食、运动及口服降糖药物效果不好，出现急性视网膜病变、尿毒症、严重感染、急性心梗、脑卒中或处于大中型手术围手术期及围孕产期也必须使用胰岛素治疗。

（2）依患者体形选择药物。理想体重（kg）= 身高（cm）- 105，实际体重超过理想体重 10% 为体形偏胖，首选双胍类或糖苷酶抑制剂，因为该类药物有胃肠道反应和体重下降的副作用，适合超重或肥胖患者；实际体重低于理想体重 10% 为体形偏瘦，应该优先使用胰岛素促分泌剂（包括磺脲类和苯甲酸衍生物），该类药物有致体重增加的副作用，对于消瘦者很适合。

（3）按高血糖类型选择药物。单纯的餐后血糖高，而空腹和餐前血糖不高，首选糖苷酶抑制剂；以餐后血糖升高为主，伴有餐前血糖轻度升高，首先考虑苯甲酸衍生物；空腹血糖、餐前 2 小时血糖高，不管是否有餐后血糖高，都应考虑用磺脲类、双胍类。

（4）按有无并发症选择药物。合并高血脂、高血压、冠心病等疾病，首先考虑使用双胍类和糖苷酶抑制剂；有胃肠道疾病者，最好不要使用双胍类和糖苷酶抑制剂；患者有慢性支气管炎、肺气肿等肺通气不良的疾病，慎用双胍类；患者有较严重的心、肝、肾、肺等全身疾病，则最好使用胰岛素。

（5）按年龄大小选择药物。老年患者对低血糖的耐受能力差，不宜选用长效、强力降糖药物，应选择服用方便、降糖效果温和的降糖药物，如诺和龙；儿童患者，1 型糖尿病用胰岛素治疗；1 型糖尿病，目前只有二甲双胍被 FDA 批准用于儿童。具体降糖方案需在医生的指导下进行。

137. 糖尿病患者在治疗中应注意什么

（1）不必过分担心药物副作用。在服用降糖药物的时候，应该长期坚持，不过量服用应该是安全的，然而，对于一些肝肾功能不全的患者选药时必须格外慎重。

（2）服药时间有讲究。为发挥药效的时间与餐后血糖升高的时间同步，应在餐前 30 分钟服用。空腹服用二甲双胍类药物，可能对胃肠道有刺激作用，因此应餐后服用，而且不要嚼碎或掰开。

（3）至少每月复查 1 次空腹和餐后血糖。糖尿病患者应该养成定期查血糖的习惯，通过复查可以及时了解药物的治疗效果，然后再做进一步的调整。至少每 3~6 个月查 1 次糖化血红蛋白、肝肾功能，只有这样，才能及时调整用药，避免并发症的发生。在治疗中患者出现一些明显的症状，如消瘦、多尿等，应该及时复查，以便更好地稳定血糖。

138. 胰岛素治疗糖尿病适应证有哪些

（1）1 型糖尿病患者无论有无酮症酸中毒，都必须终身坚持用胰岛素替代治疗。

（2）1 型糖尿病患者经严格饮食控制、适当运动及口服降糖药未获良好控制，可直接加用胰岛素治疗。

（3）妊娠期糖尿病或糖尿病妇女妊娠期间。

（4）糖尿病并发症急性代谢紊乱，如酮症酸中毒、高渗性昏迷、乳酸性酸中毒。

（5）营养不良、显著消瘦，合并肺结核、肿瘤等消耗性疾病。

（6）应激情况下，如大中型手术、外伤、严重感染或并发急性心肌梗死、脑血管意外。

（7）合并严重慢性并发症、肝肾功能不全等。

139. 糖尿病患者使用胰岛素需要注意什么

（1）胰岛素的存放方法。胰岛素须保存在10℃以下的冷藏器内，未开封的胰岛素放置在2~8℃的冰箱冷藏室内保存，可保持活性2~3年不变。使用中的胰岛素笔芯常温下最多保存28天，但必须避开阳光，以防失效。冷冻结冰的胰岛素不能再解冻使用。

（2）皮肤消毒后，一定要待皮肤干后再注射，防止疼痛。选用针头要锋利，不应有小钩，注射时要避免刺入血管。

（3）胰岛素皮下注射。首选腹部注射胰岛素，腹部吸收最快；如果晚上注射基础胰岛素，用来控制空腹血糖，选用大腿、臀部或上臂注射，以免吸收过快，引发低血糖。注射的部位最好经常轮换。

（4）普通或短效胰岛素使用前不需振荡，而长效和中效胰岛素使用前都要振荡混匀。如用普通胰岛素或胰岛素的混合液，应在餐前15~30分钟注射，若只用长效胰岛素，可在早餐前1小时注射。

（5）三餐饮食相对固定，按需要及时加餐。注意警惕低血糖的发生。开始注射胰岛素后仍需要坚持饮食控制和适当运动，在短效胰岛素注射 1 小时之内不适合运动。

140. 为什么说糖尿病最可怕的是并发症

糖尿病是一种慢性全身进行性内分泌代谢性疾病，由体内胰岛素分泌相对或绝对不足而形成持续性的高血糖状态。这种持续的高血糖症可以导致一些组织器官的代谢异常，继而引起功能障碍及形态上的改变，最容易受到危害的是大、小血管及神经系统等，尤以并发冠心病、脑血管病较多，视网膜病变、肾病等糖尿病微血管病并发症也不少。有关资料显示，糖尿病人群的冠心病发病率比非糖尿病人群高 2～3 倍，糖尿病人群的失明发生率比非糖尿病人群高 10～23 倍，糖尿病男性与女性的截肢率比非糖尿病人群分别高 10.3 倍和 13.8 倍，糖尿病人群的肾衰竭发生率比非糖尿病人群高 17 倍。目前，糖尿病并发症所导致的死亡率仅次于心血管病、脑血管病和肿瘤。中老年糖尿病患者，常死于冠心病、心肌梗死、脑中风；青少年患者，常因并发肾衰竭而死亡。此外，糖尿病并发重症感染、酸中毒、高渗性昏迷等也是主要致命原因之一。因此，糖尿病本身并不可怕，可怕的是其并发症。

141. 糖尿病患者常见血管病变有哪些

糖尿病侵犯的血管非常广泛，所有大中小动脉、静脉和毛细血管均可累及，病变范围几乎波及全身所有的组织和器官。主要的血管病变有两大类：一类是动脉粥样硬化，主要侵犯大中型动脉、冠状动脉（营养心脏的动脉）、脑及肾动脉，引起相应器官的供血不足，机体肌肉中的中型动脉硬化，可引起肢体坏疽，严重时需要截肢。另一类是侵犯微血管引起各个器官的病变，其中最常见的是眼微血管病变和肾脏微血管病变，前者严重时可导致失明，后者会引起蛋白尿，最后导致尿毒症。这些血管病变的发生与持续血糖升高、糖化血红蛋白的增加有关，因此，积极治疗，严格控制糖尿病可防止或延缓糖尿病各种并发症的发生。糖尿病血管并发症已成为糖尿病病人致残和致死的主要原因。

142. 正常人应如何预防糖尿病

糖尿病发病率高，对人类危害大，怎样才能使患糖尿病的危险降到最低程度呢？至少要做到"四个点"，即多学点、少吃点、勤动点、放松点，这是国际上公认的预防糖尿病的措施。多学点就是要多看看有关糖尿病的书籍、报刊、电视，多听听有关糖尿病的讲座，增加本人对糖尿病知识和糖尿病防治办法的理解；少吃点就是减少每天的热量摄取，要不咸不油腻，特别是防止大吃大喝、吸烟喝酒等；勤动点就是增加体力活动和运动量，防止肥胖；放松点就是力图做到开朗、豁达、劳逸结合，防止过度紧张劳累。假如做到这"四个点"，患糖尿病的危险性就能减少50%。

143. 糖尿病患者在日常生活中要注意什么

（1）饮食调节和适当运动是治疗糖尿病的两大基石。

（2）在医生指导下根据自身情况及病情制定食谱。

（3）主食以杂粮为主，如米面、豆面、荞麦面、燕麦面等。

（4）副食适量食用精肉、家禽、蛋、奶及新鲜蔬菜瓜果。

（5）尽量少吃动物内脏、肥肉、蛋黄、动物油脂等，减少脂肪及胆固醇摄入。

（6）要与医生共同讨论自己是否适合运动及运动方式。

（7）只要病情允许，就应积极运动，一般采用适度的有氧运动，如步行、慢跑、太极拳等。

（8）平时要防止发生低血糖，应随身携带糖尿病卡和含糖食物。

（9）有条件家庭应自备小型血糖检测仪，以便随时检测血糖，指导饮食和用药。

144. 低血糖有哪些表现

低血糖是糖尿病的急症之一，非常危险，应积极处理。低血糖是指正常人血糖 ≤ 2.8mmol/L 或糖尿病患者血糖 ≤ 3.9mmol/L，有着与低血糖对应的临床表现，补充糖后症状好转或消失。糖尿病患者发生低血糖时，会出现如下症状：

（1）出汗、面色苍白。

（2）心悸（心率加快）。

（3）饥饿难耐。

（4）焦虑、紧张不安。

（5）肢体震颤和血压轻度升高。

患者血糖下降速度越快，上述症状越明显。出现这些低血糖先兆症状，是身体在提醒你"赶快吃东西"。糖尿病患者发生低血糖，轻者出现饥饿感、心慌、手颤、乏力及出冷汗等症状，重者会出现意识模糊、嗜睡、抽搐、昏迷甚至死亡。

145. 发生低血糖怎么办

低血糖最常见的病因是糖尿病患者应用胰岛素、磺脲类药物过量或使用不当；老年糖尿病患者即使病情稳定，未经治疗，也容易于午饭前或晚饭前，出现低血糖反应。发生低血糖后，可以采取以下措施：

（1）如果您身边有血糖仪，应马上检测血糖，如果没有血糖仪，应立即吃"糖"，或立即喝一杯浓糖水或果汁，或者吃两块点心、饼干或糖果。若服糖 5 分钟后症状仍未改善，应立即吃更多的"糖"。10 分钟内仍无改善，不要犹豫，立即送医院抢救。当患者出现昏迷时，切忌经口进食，以免窒息。如果患者意识不清应将患者侧卧以免误吸，并使其保持呼吸道通畅，立即送医院抢救。

（2）预防低血糖发生。首先，注射胰岛素后30分钟内要进食，当活动量增加时，要及时少量加餐，外出办事别忘记按时吃饭，服用磺脲类降糖药的病人也应及时加餐；其次，注射混合胰岛素的病人，特别要注意按时吃晚饭及在睡前多吃些主食或鸡蛋、豆腐干等；第三，随身携带一些糖块、饼干等，以备发生低血糖反应时用。

146. 糖尿病治疗的五大"法宝"是什么

糖尿病是一种慢性终身性疾病，虽不可治愈，但完全可以控制。糖尿病的治疗需要"一个半医生"，一个医生是内分泌科医生，而"半个医生"就是患者自己或家属。实践证明，这"半个医生"是良好控制和巩固疗效的基础和关键。国际糖尿病联盟提出了糖尿病综合治疗的五大"法宝"。

（1）饮食控制。这是糖尿病治疗的基础，以维持标准体重，做到"热量控制，结构调整"。世界卫生组织倡导人群饮食控制目标为"二高"（高复合碳水化合物、高粗纤维）、"四低"（低糖、低盐、低脂、低胆固醇）、"一平"（蛋白质）。

（2）运动疗法。要因人而异，中等强度，持之以恒，每次 10～30 分钟，如步行、健身跑、游泳、骑自行车、划船、爬楼梯等。

（3）药物治疗。要坚持服药，定期随访，不断调整，注意低血糖发生。建议糖尿病患者到各级医院糖尿病（或内分泌）专科就诊，千万莫上某些庸医的当。

（4）血糖控制。检测血糖比尿糖准确、可靠。目前市面上有多种简易血糖仪，家庭使用颇为方便。要注意餐前和餐后两小时多点动态检测，使血糖真正得到良好控制。

（5）糖尿病教育。一位国际知名的糖尿病教育家指出："高质量的糖尿病及并发症的治疗，取决于对糖尿病患者的健康教育。"

147. 糖尿病的饮食疗法有什么意义

饮食疗法是糖尿病的基础治疗之一。饮食治疗可以减轻胰岛 β 细胞的负担，有利于 β 细胞功能的恢复，从而达到降低空腹血糖、餐后血糖的目的，还可使肥胖者降低体重及增加胰岛素受体数目和敏感性。目前，国内外尚没有一种方法可以根治糖尿病，一旦患病，往往终身带疾。因此，糖尿病患者只能长期合理坚持饮食疗法，才能有效地控制血糖。糖尿病饮食疗法的目的在于摄入最低限度的碳水化合物，维持机体正常需要，减轻胰岛 β 细胞的负担，促进空腹血糖、餐后 2 小时血糖降至正常或接近正常水平，促进尿糖消失，从而有效地纠正糖代谢紊乱。因此，饮食疗法是糖尿病一切治疗方法的基础。单纯饮食治疗，比单用药物治疗更能有效地延长糖尿病患者的生命。饮食疗法对糖尿病轻型患者，尤其是肥胖型患者，可以控制病情。重型患者采用药物治疗和合理饮食治疗，亦能取得理想效果。因此，患者从得病开始，就应重视饮食控制，且要持之以恒，与医生密切配合，方可获得良好的治疗效果并能巩固疗效。糖尿病患者合理科学的饮食调养，不但能控制糖尿病的病情发展，而且可以防止出现各种并发症。

148. 糖尿病患者的饮食控制原则有哪些

（1）纠正"多吃降糖药，可以多吃饭"的错误观念。

（2）少吃多餐。既可保证热量和营养的供给，又可避免餐后血糖高峰。

（3）碳水化合物类食物要按规定吃，不少吃也不多吃，要均匀地吃（碳水化合物是指粮食、蔬菜、奶、水果、豆制品、硬果类食物中的糖分）。

（4）吃甜点心和咸点心没有区别，均会引起血糖升高。

（5）吃"糖尿病食品"的量与吃普通食品的量要相等。前者是指用高膳食纤维的粮食做的，如荞麦、燕麦。尽管这些食物消化吸收的时间较长，但最终还是会变成葡萄糖。

（6）"无糖食品"实质上是未加蔗糖的食品，某些食品是用甜味剂代替蔗糖，仍然不能随便吃。

（7）以淀粉为主要成分的蔬菜应算在主食的量中。这些蔬菜为土豆、白薯、藕、山药、菱角、芋头、百合、荸荠、山慈姑等。

（8）除黄豆以外的豆类，如红小豆、绿豆、蚕豆、芸豆、豌豆，它们的主要成分也是淀粉，也要算作主食的量。

（9）吃副食也要适量。

（10）不能用花生米、瓜子、核桃、杏仁、松子等坚果类食物充饥。

（11）多吃含丰富膳食纤维的食物。

（12）少吃盐。

（13）少吃含胆固醇的食物。

（14）血糖控制较好的患者，可以吃含糖量低的水果，如苹果、梨子、橘子、橙子、草莓等，但量不宜多。吃水果的时间应在两餐之间血糖低的时候。西红柿、黄瓜含糖很低，可以代替水果。香蕉中淀粉含量很高，应算主食的量。

（15）糖尿病患者不要限制喝水。

149. 糖尿病患者应该怎样合理饮食

（1）菜肴少油少盐。糖尿病患者应选少油少盐的清淡食品，菜肴烹调多用蒸、煮、凉拌、涮、炖、卤等方式。烹调宜用植物油，尽量减少赴宴。在赴宴时也要尽量按照平时在家吃饭时的量和食物间的搭配来选择饭菜。

（2）避免摄取过量油脂与胆固醇。应少吃油炸、油煎、油炒和油酥，以及猪皮、鸡皮、动物内脏类食物。

（3）进餐定时定量。注意进食规律，一日至少进食三餐，而且要定时、定量，两餐之间要间隔 4～5 小时。注射胰岛素的患者或易出现低血糖的患者还应在三次正餐之间加餐 2～3 次，可从三次正餐中拿出一部分食品留作加餐用，这是防止低血糖行之有效的措施。

（4）无糖糕点也要控制。虽然无糖糕点不含蔗糖，但糕点是淀粉做的，同样会产生热量，故不能随便多吃。

（5）多食用粗粮。在控制总热量的前提下，碳水化合物应占总热量的 55%～60%。日常饮食中，糖尿病患者宜多选用复合碳水化合物和粗粮，尤其富含高纤维的蔬菜、豆类、全谷物等。对于糖尿病患者来说，单糖类的摄入要严格限制，如蔗糖、麦芽糖、葡萄糖等，含这些糖类较多的食品也要严格限制。

150. 糖尿病患者不宜吃哪些食物

（1）糖尿病患者不宜吃白糖、红糖、冰糖、葡萄糖、麦芽糖、巧克力、奶糖、水果糖、蜜饯、水果罐头、汽水、果汁、果酱、冰淇淋、甜饮料、甜饼干、甜面包及糖制糕点等食品。以上食品含单糖或双糖很高，糖尿病患者进食后易出现高血糖。

（2）含热量较高的花生、瓜子、腰果、松子、核桃不宜经常食用；含糖量较高的食物如粉丝、红薯、土豆、芋头、玉米、菱角、栗子、毛豆等不宜作为糖尿病患者的蔬菜。作为副食时，应减少主食的供应，并限制数量。

（3）糖尿病患者不宜食用富含胆固醇的食物及动物脂肪，如动物的脑、肝、心、肺、腰，蛋黄、肥肉、黄油、猪牛羊油等，少吃油炸、油煎、油炒和油酥的食物，因以上食物易使血脂升高，导致动脉粥样硬化和心脑血管疾病发病率增加。

（4）过量饮酒可造成血脂代谢紊乱，并加重肝脏负担；长期饮酒可增加糖尿病并发症发生率。如欲饮酒，可少量饮用酒精浓度低的啤酒。400mL 啤酒约供热能 112kCal，相当于 30g 粮食，主食量中应相应减去这部分。

（5）饮食宜清淡，不可过咸，减少食用加工或腌制的食品，以防止钠盐摄入过多，因高钠易诱发高血压和动脉硬化。

151. 糖尿病患者宜吃哪些蔬菜

吃蔬菜有利于降低血糖，可提供维生素、矿物质和膳食纤维，还能增加饱感，保持大便通畅，对糖尿病的控制很有好处，所以糖尿病病人宜多吃蔬菜。问题是吃什么蔬菜更好，吃多少蔬菜合适？

糖尿病病人因为控制主食，减少脂肪和肉类的摄入，所以可能会有饥饿感，特别是饮食控制初期。绿色蔬菜相对来说含糖、脂肪和热量更低，每天的摄入量可不做严格限制。原则上，含糖量低的蔬菜比较适合糖尿病患者食用。含糖量在1%~3%的蔬菜有：苦瓜、卷心菜、菠菜、油菜、芹菜、韭菜、白菜、黄瓜、冬瓜、茄子、西红柿、丝瓜、茭白、笋、菜花、西葫芦、绿豆芽及鲜蘑。含糖量约4%的蔬菜有：柿子椒、南瓜。含糖量略高于4%的蔬菜有：胡萝卜、蒜苗、豇豆、扁豆。糖尿病病人应该从严限制食用白薯、马铃薯、芋芳、粉条、果酱等食品。凡是含淀粉较多的食物均应该少吃，如红小豆、绿豆等含淀粉偏多，所以，吃红小豆、绿豆时，应该相应地减少主食用量。同样，洋葱、蒜苗、藕、胡萝卜、鲜蚕豆、鲜豌豆等也应该少吃。土豆的含糖量高达20%，如吃土豆，必须酌量扣除主食的量。

152. 糖尿病患者不吃主食行吗

主食是血糖的主要来源，以维持体内血糖的正常所需。空腹时，75%的血糖由肝糖原分解，25%的血糖来自糖的异生。有些人认为进主食多了血糖会升高，不吃主食则可以有效地控制糖尿病或使血糖水平相对稳定，这种认识是很不科学的，理由如下：

（1）葡萄糖是体内能量的主要来源。若不吃主食或进食过少，葡萄糖来源缺乏，体内就必然要动用脂肪；脂肪分解生成脂肪酸，在体内氧化后释放出能量。由于脂肪酸产生过多，常伴有酮体生成，在肾脏代谢排泄，可出现酮尿。无论正常人或是糖尿病患者，每日主食不能少于 150g。

（2）不吃主食可以出现高血糖。长此以往，对病情的危害则是不能合理使用降血糖药，容易出现低血糖，因基本营养素减少，人体消瘦、抗病能力下降，易发生感染。

（3）不吃主食易使机体处于饥饿状态，为了补充体内所需热量，只能动员机体中蛋白质、脂肪进行糖异生，易导致高脂血症、酮症、饥饿性高血糖，容易出现各种并发症，使病情反复或加重，给治疗带来困难。

153. 限制主食，不限制副食有利于糖尿病的控制吗

有的老人怕血糖升高，把每日的主食限制很严，最多不超过 200g，而对鸡、鱼、肉、蛋、豆制品等副食则随便食用。结果血糖控制不好，即使加服降血糖药物，效果也不理想。这不但对疾病不利，有时还会发生危险。其原因是：①摄入过多的副食即蛋白质、脂肪，在体内有一部分可通过糖的异生转变成热量，对控制糖尿病不利。②蛋、豆制品及肉类含脂质较多，在糖代谢紊乱时，过多的脂肪消耗会引起

酮症。③脂肪热量高，可以增加体重，所含的脂质可以引起血管硬化，导致冠心病及脑血管病。因此糖尿病患者每日的总热量，仍需按规定的公式去计算，每日主食总量应保持在250～350g，蔬菜可以多吃，含脂肪、蛋白质的食物宜适量食用。在制定糖尿病患者食谱时，要求多样化，不要随意不吃或少吃，当然更不要多吃。

154. 为什么糖尿病患者应限制高盐饮食

食盐是烹调不可缺少的物质，也是人体钠和氯离子的主要来源，对维持人的生命活动有着重要的作用。现代医学研究表明，过多摄入盐，具有增强淀粉酶活性而促进淀粉消化和小肠吸收游离葡萄糖的作用，可引起血糖浓度增高而加重糖尿病病情。因此，糖尿病患者不宜高盐饮食。如果糖尿病患者对食盐不加限制，长期摄入过多的盐，则会诱发高血压病，并且会加速和加重糖尿病大血管并发症的发展。此外，盐还能刺激食欲，增加饮食量。因此，必须实行低盐膳食，每日摄入盐量少于6g。限盐还应包括含盐的调味品，如酱、酱油等。一些面食中也含钠，如250g馒头所含的钠相当于2g食盐。

选择低钠盐是防治高血压病及糖尿病的良好辅助剂，可以代替现在市售的食盐进入人们的一日三餐。

155. 糖尿病患者怎么选用水果

新鲜水果富含维生素C、矿物质、水分和纤维素，还含有较多的果糖和葡萄糖。糖尿病患者应该根据自己的具体情况和水果含糖量的高低选择食用。

（1）水果中富含糖类，而且能被机体迅速吸收，易引起血糖增高，糖尿病患者病情尚未控制，血糖、尿糖均高时，最好不吃水果。

（2）重症糖尿病患者不宜吃过多的水果，以免病情恶化。有时为了预防低血糖的发生，允许吃少量的水果，但须注意血糖、尿糖的变化。如果吃了水果后，尿糖增多，则应减少主食，以免血糖升高。

（3）患者病情比较稳定时，可以吃适量的水果。吃水果的最佳时间在餐前一小时，因水果中的果糖可起到缓冲饮食的作用。若一次吃水果量较多，应减少主食量。如吃 1kg 西瓜，应减少主食 50g（1 两）；如每天吃 200g 水果（梨、苹果、桃等），可减少主食 25g。

（4）糖尿病患者一般可以选择含糖量低（每 100g 水果中含糖量少于 10g）的水果，如青瓜、西瓜、橙子、柚子、柠檬、桃子、李子、杏、枇杷、菠萝、草莓、樱桃等。此类水果每 100g 可提供 20~40kCal 的能量，糖尿病患者可以选用，每天可以吃 100g 左右。含糖量高的水果（指含糖量在 14% 以上的水果），如香蕉、石榴、甜瓜、蜜橘、苹果、梨、荔枝、芒果、玫瑰香葡萄、冬枣、黄桃，最好少吃或不吃。

156. 糖尿病患者如何进行运动治疗

运动有利于糖尿病患者的血糖控制，可使体重减轻，降低糖尿病并发症。糖尿病患者应该选择有氧运动。所谓"有氧运动",是指人体在氧气充分供应情况下的运动,其特点是运动强度低、有节奏、不中断、持续时间较长,心率一般在 130 次/分以下。老年人、病程较长及存在糖尿病并发症的患者,运动强度和目标心率则应适当降低。有氧运动种类很多,包括散步、中速步行、慢跑、跳健身操、游泳、打太极拳、骑自行车等非剧烈的运动。其中步行最安全、受限制少、容易坚持,是糖尿病病人的首选运动方式,尤其对年长者更适合。

(1)正确的运动方法:5~10 分钟的热身运动,持续运动 20~40 分钟,每周运动 4~5 次,运动心率等于 170 减年龄。有氧运动,慢跑、快走最好。

(2)最佳的运动强度:衡量运动强度最简要的方法是在运动时能否自然交谈,周身发热、出汗,但不是大汗淋漓、气喘吁吁,能说话,但不能唱歌。通常无心脏病的青中年病人运动时心率在 120~130 次/分钟,一般是安全的。

(3)运动的最佳时间:运动对糖尿病病人来讲是非常重要的,但一定要科学。清早起来就运动,不吃饭,这样是有危险的,因为早上空腹血糖本来就低,再去运动,消耗能量,容易低血糖。低血糖对于老年人、糖尿病患者都是有危险的。饭后半小时到一小时以后运动最科学。

157. 运动对糖尿病患者有什么益处

体育运动是治疗糖尿病重要的、必不可少的手段之一。

体育锻炼可以增强身体对胰岛素的敏感性。有人发现，糖尿病患者通过体育锻炼，血糖和糖耐量有所改善，在血糖降低的同时，血液中的胰岛素水平也有下降。这说明身体对胰岛素的敏感性增强。这种改变即使不伴有体重下降也可以出现。

体育锻炼可以降低血糖、血脂和血液黏稠度。体育锻炼可增加糖尿病患者对血糖和血脂的利用，增强胰岛素的敏感性。

体育锻炼有利于糖尿病慢性并发症的控制。锻炼除了降血脂外，还能使患者的血液黏稠度下降，红细胞的变应性增强，使各种脏器的血液供应得以改善，这些都有利于糖尿病慢性并发症的控制。

体育锻炼可以减轻体重，增强体质；体育锻炼能使糖尿病患者体内多余的脂肪组织得以清除，肌肉的量和体力有所增加。

体育锻炼可以给患者带来生活的自信心和乐趣。

158. 什么运动方式最适合糖尿病患者

糖尿病患者运动治疗要取得良好效果，必须根据自身情况选择适合自己的运动方式和强度。最适合糖尿病患者的运动方式有以下几种：

（1）中年人选择中等强度、时间不宜过长的运动，如快走、慢跑、健身操等。

（2）老年人和糖尿病肾病患者应选择低强度、短时间的运动，如散步、气功和太极拳等。

（3）妊娠糖尿病病人应选择低风险的有氧运动，如散步、广播操等。

（4）糖尿病心血管病人应选择强度低、时间短、风险较低的运动，如气功、太极拳、广播操等。

（5）糖尿病下肢血管病变者应选择适合病情又易于坚持的运动方式，如步行、原地踏步、上肢运动等。

（6）糖尿病眼病切记剧烈运动，可选择身体移动相对小的运动方式，如气功、太极拳、广播操等。

（7）糖尿病脑卒中偏瘫的患者应首选健侧肢体的功能锻炼，再进行患侧肢体的被动锻炼，如头、颈、上下肢、腕、踝等关节的运动，注意活动量不可过大。

糖尿病患者要多了解糖尿病运动治疗的相关常识，以避免不必要的危险。

159. 糖尿病患者在什么情况下不宜进行体育运动

（1）血糖控制很差。过量的运动可能引起血糖的进一步升高，甚至引起糖尿病酮症酸中毒。

（2）糖尿病患者病情较重并发大血管病变。此时要严格选择好运动方式，并掌握好运动量，以避免血压升高以及脑血管意外、心肌梗死及下肢坏死的发生。

（3）较重的糖尿病眼底病变。患者视网膜微血管异常，通透性增加，过量运动可加重眼底病变，甚至引起眼底较大血管的破裂出血，影响视力，所以也不宜从事运动量较大的体育锻炼。

（4）较严重的糖尿病肾病。过量的运动会使肾脏的血流量增多，增加尿蛋白的排出量，加快糖尿病肾病的进展，此类患者也不宜进行较剧烈的体育锻炼。

（5）其他应急情况。包括各种感染，心或脑血管病尚未稳定之前，糖尿病酮症酸中毒或高渗性非酮症糖尿病昏迷的恢复期。当然，除了存在急症情况外，糖尿病患者没有完全卧床休息的必要，而应该坚持一定量的运动，哪怕是局部锻炼。关键的问题在于运动方式和运动量要适宜。

160. 糖尿病患者如何保护眼睛

糖尿病引起的双目失明要比非糖尿病高出 25 倍，世界上引起双目失明最重要的原因就是糖尿病眼病。糖尿病可使角膜溃疡、青光眼、白内障、玻璃体积血发生机会增多，并造成不同程度的糖尿病视网膜病变。这些眼病中，对视力影响最大的是白内障和糖尿病视网膜病变。如果在医生的指导下加强眼睛保健，积极治疗，失明等严重病况是完全可以避免的。

糖尿病眼部病变发现得越早，治疗的效果就会越好。具体应做到：

（1）控制饮食，适量运动，保持血糖正常。

（2）定期到医院检查眼睛，包括视力和眼底检查，至少每年检查一次，有病变者每年应复查数次。

（3）尽量控制血压在正常范围。

（4）积极治疗高脂血症。

（5）戒烟。

（6）已有糖尿病视网膜血管病变，应避免参加剧烈运动。

（7）当出现视力改变时应尽快到医院就诊。

（8）激光治疗是糖尿病视网膜病变治疗的有效手段。

161. 糖尿病患者能否享有与正常人一样的寿命

对糖尿病患者寿命最大的威胁不是糖尿病本身，而是它的并发症。我们经常可以看到许多糖尿病患者因为长期坚持正确的治疗和监测，直到七八十岁还健在的例子。所以说问题不在于能不能长寿，而是如何才能做到长寿。要做到健康长寿，首先要做到正确对待糖尿病，保持乐观、宽厚、豁达的心态。俄国著名生理学家巴甫洛夫说过："药物中最好的就是愉快和欢笑。"心情不好可导致内分泌失调，使血糖升高。其次是长期坚持正确的饮食、运动和药物治疗，使体重、血糖、血压和血脂保持基本正常的水平，积极预防和治疗糖尿病的各种并发症。第三是对糖尿病进行系统的监测，如果有血糖控制不佳或者并发症发生的情况，要及时发现，及早有效地予以治疗。做到这几点，糖尿病患者就可以享有与正常人一样的寿命。

162. 糖尿病患者外出活动应做到哪五个携带

（1）携带一张自制的糖尿病卡。卡上要写明自己的姓名、住址、联系电话、所患糖尿病的类型、正在使用的降糖药名称等，以便发生意外时使用。

（2）携带矿泉水和饮水杯。尤其是远离城区时要带足饮水，口渴时要及时喝水，以免发生高渗性昏迷等危急情况。

（3）携带糖果。糖尿病患者外出时要随身带上一些糖果，当不能按时吃饭或过度运动后出现头晕、手颤抖、出冷汗、四肢发软、心慌胸闷等低血糖反应时，可以及时食用。

（4）携带平时使用的测定血糖的血糖仪、试纸和测定尿糖的试纸。不要因为外出而中断血糖和尿糖的监测。

（5）携带平时服用的降糖药物。不要以为外出时间短就可以中断治疗，要按时使用口服降糖药和胰岛素。

五、慢阻肺防治常识

163. 什么是慢阻肺

慢阻肺是慢性阻塞性肺部疾病的简称。慢阻肺是一种常见、多发、高致残率和高致死率的慢性呼吸系统疾病。它包括慢性支气管炎和肺气肿，是一种逐渐削弱患者呼吸功能的破坏性慢性肺部疾病。其常见的致病原因是长期大量吸入有害颗粒、烟雾或气体，引起肺部异常炎症反应，致支气管狭窄阻塞以及肺组织弹性回缩力降低，导致气流受限，这种气流受限不能完全恢复正常并可以进行性加重。患者的早期症状主要是咳嗽、咳痰和喘息，冬春季常常出现慢阻肺急性加重。由于肺功能受损，患者的呼吸功能增加，能量消耗增大。即便坐着或躺着呼吸，也感觉像挑着担子上山一样。因此，一旦患病，不仅患者自身生活质量降低，且长年用药、氧疗等治疗的花费较大，给家庭和社会带来沉重的负担。据世界卫生组织最新数据显示：目前全球已有 2.1 亿慢阻肺患者，在中国则超过 3800 万。

164. 慢阻肺常见症状有哪些

（1）慢性咳嗽。常为首发症状。初为间断性咳嗽，早晨较重，以后早晚或整日均有咳嗽，夜间咳嗽常不显著。少数患者无咳嗽症状，但肺功能显示明显气流受限。

（2）咳痰。咳少量黏液性痰，清晨较多。合并感染时痰量增多，咳脓性痰。少数患者咳嗽不伴咳痰。

（3）气短或呼吸困难。慢阻肺的典型表现。早期仅于活动后出现，后逐渐加重，严重时日常活动甚至休息时也感气短。

（4）喘息和胸闷。部分患者，特别是重度患者可出现喘息症状。

（5）全身性症状。体重下降、食欲减退、外周肌肉萎缩和功能障碍、精神抑郁和（或）焦虑等。

慢阻肺典型症状是气短或呼吸困难。随着疾病的发展，当肺功能严重受损时，患者在穿衣、吃饭等日常活动时就会发生气促，甚至在静息状态下也会感到胸闷气急。患者在受到细菌或病毒感染后往往会发生慢阻肺的急性加重，表现为咳嗽、咳痰增加，胸闷、气促加剧，严重时可出现呼吸衰竭，甚至危及生命。

165. 慢阻肺是怎样发生发展的

慢阻肺与慢性支气管炎和肺气肿有密切关系。当慢性支气管炎和肺气肿患者肺功能检查出现持续气流受限时就诊断为慢阻肺，患者只有慢性支气管炎和（或）肺气肿，而无持续气流受限，则不能诊断为慢阻肺。如果病情进一步发展下去，还可以引起慢性肺源性心脏病、呼吸衰竭和慢性心力衰竭等。该病可反复发作，主要表现为咳嗽、咳痰，以清晨为重，痰黏稠不易出，痰多呈白色黏液泡沫状。在感染或受寒后，病情迅速加重，痰量增多，黏稠度增加或呈黄色脓性痰。随着病情的发展，患者终年都有咳嗽、咳痰。

由于慢阻肺患者肺脏与支气管都有严重病变，正常的气体交换不能进行，所以患者会出现低氧血症，甚至呼吸困难。长期低氧可使全身多个脏器功能减退，例如消化道缺氧可使患者感到腹胀、嗳气、食欲下降。中枢神经系统缺氧可使人感到头晕、头痛、疲倦，严重缺氧可致昏迷。长期缺氧使心脏负担加重，心脏就要加倍工作来代偿，心肌就变得肥厚起来，最后导致慢性肺心病。当心脏的功能代偿到极限时，心脏功能就衰竭了，患者会出现胸闷、气短、双下肢浮肿。长期大量吸烟可导致慢阻肺，慢阻肺晚期的严重并发症是慢性呼吸衰竭、慢性肺心病。这就是吸烟—慢阻肺—肺心病病程发展的三部曲。

166. 哪些因素会增加患慢阻肺的可能性

（1）吸烟。吸烟是目前公认的慢阻肺已知危险因素中最重要的。国外的研究结果表明，与不吸烟的人群相比，吸烟人群肺功能异常的发生率明显升高，出现呼吸道症状如咳嗽、咳痰等的人数明显增多。被动吸烟，也就是环境中有他人吸烟，也可能导致呼吸道症状以及慢阻肺的形式的发生。主动吸烟者慢阻肺的发病率为 20% ~ 30%。

（2）吸入职业粉尘和化学物质。生活和工作环境中的有害物质和粉尘也会引起慢阻肺。

（3）空气污染。长期生活在室外空气受到污染的区域也会导致慢阻肺发病。已经患有慢阻肺的人，空气污染可以加重病情。室内空气污染（如厨房内燃料的烟尘污染或室内取暖用煤产生的大量烟尘）也会引起慢阻肺。

（4）呼吸道感染。对于已经罹患慢阻肺者，呼吸道感染是导致疾病急性发作的一个重要因素，可以加剧病情进展。

167. 慢阻肺常见并发症有哪些

（1）自发性气胸。多因胸膜下肺大疱破裂，空气进入胸膜腔所致。若患者基础肺功能较差，气胸为张力性，即使气体量不多，临床表现也较重，必须积极抢救，不可掉以轻心。

（2）呼吸衰竭。在某些诱因如呼吸道感染、分泌物干结潴留、不适当氧疗、应用静脉剂过量、外科手术等的影响下，通气和换气功能障碍进一步加重，可诱发呼吸衰竭。

（3）慢性肺源性心脏病和右心衰竭。低氧血症、二氧化碳潴留以及肺泡毛细血管床破坏等，均可引起肺动脉高压。在心功能代偿期，还没有心衰竭表现。当呼吸系统的病变进一步加重，动脉血气恶化时，肺动脉压显著增高，心脏负荷加重，加上心肌缺氧和代谢障碍等因素，可诱发右心衰竭。

168. 什么是诊断慢阻肺的"金标准"

临床上主要靠检测肺功能来早期发现慢阻肺，这也是诊断慢阻肺的"金标准"。检测肺功能就是测一秒钟通气率，即深吸一口气，然后用最大的速度把气体吹出来，看第一秒呼出的气体占总的呼气量的多少。慢阻肺患者在吸入支气管扩张剂后，一秒钟通气量与用力肺活量之比小于 70%。一秒钟通气量小于正常值的 80%，即可诊断为慢阻肺。因此，肺功能检查对确定气流受限有重要意义。

长期吸烟的人必须每半年做一次肺功能检测。经常出现咳嗽、咳痰症状者，以及长期接触粉尘和刺激性气体的人，也应该重视肺功能检测。肺功能检测是一种简单、无创伤性、无痛苦的检查，并为评估疾病的严重程度、预后以及病情控制情况提供客观依据。

169. 得了慢阻肺怎么办

（1）戒烟。慢阻肺患者中，80% 以上发病与吸烟有关。

戒烟可以减缓慢阻肺的发展速度，减少急性发作的次数，是预防慢阻肺急性发作最有效的措施。

（2）防寒。慢阻肺患者急性加重常与着凉、感冒有关。慢阻肺患者在冬天要适量增加衣服，严寒季节应减少外出。避免吸入刺激性气体，例如避免吸入油烟，不到新装修的屋子去，这样可减少慢阻肺急性发作的次数，因病情每发作一次，患者肺功能的恶化程度就会加重。

（3）用药。慢阻肺患者要在医生指导下应用药物治疗，根据不同的病情选用有效的药物，包括支气管扩张剂、祛痰止咳等药物。通过采取各种积极的措施，慢阻肺患者可以明显减少急性发作的次数。稳定期患者不要随便使用抗生素。

（4）氧疗。慢阻肺患者发展到一定阶段，会出现呼吸困难，发生慢性呼吸衰竭，这时患者需要在医生的指导下进行家庭氧疗。

（5）锻炼。适度锻炼同样可以减少慢阻肺急性发作的次数，但锻炼需根据患者的身体状况进行，可以在晴天、气温较高时在室外散步、打太极拳或做呼吸瑜伽等。运动时要遵循量力而行的原则，锻炼之前最好先向专业医生咨询。

170. 慢阻肺缓解期应注意什么

（1）改善患者一般状况。慢阻肺患者常因呼吸道感染而症状进一步加重，因此预防感冒和下呼吸道感染至关重要，可采取耐寒锻炼或全身运动，如步行、爬楼梯、扩胸运动、广播操、太极拳等。

（2）停止吸烟。吸烟是引起阻塞性肺气肿的主要危险因素，戒烟是治疗的重要措施之一，是改善肺功能切实可行的办法。戒烟后咳嗽、咳痰减轻，肺功能减损的速度也较戒烟前缓慢。

（3）呼吸训练。患者应学会深而慢的腹式呼吸和缩唇呼吸，以减少呼吸频率、增加潮气容积。缩唇呼吸用鼻子吸气，由 1 数到 2，吐气时，如吹口哨般噘起嘴唇后慢慢向前吹气，维持吐气时间是吸气时间的 2 ~ 4 倍。

（4）补充营养。慢阻肺常因呼吸负荷加重，呼吸功能增加、能量消耗增加出现营养不良，其结果是进一步导致呼吸肌肉萎缩无力。研究显示慢阻肺患者基本代谢速率要较健康人群高。建议养成良好饮食习惯，少量多餐，重视营养素的摄入。

（5）提高机体免疫力。可定期注射流感疫苗、肺炎球菌疫苗、转移因子等。

（6）家庭氧疗。长期家庭氧疗是慢阻肺缓解期患者康复治疗的重要措施，可改善患者生命质量，延长生存时间，一般使用鼻导管吸氧，每天不少于 15 小时。

171. 控制慢阻肺病程进展需要注意什么

医学实践证明，慢阻肺病是完全可以预防的。人们只要有意识地远离慢阻肺的危险因素，就可以减少慢阻肺疾病的发生。即使已经被确诊为慢阻肺病也不可怕，虽然目前慢阻肺不能根治，但通过以下几点可控制慢阻肺病的进程。

（1）警惕早期症状，及时就诊，争取早期诊断。到医院做肺功能检测是明确慢阻肺诊断最有效的方法。

（2）到正规医院接受规范化的检查和治疗，千万不要相信小广告。目前正规医院已有多种药物可以用于慢阻肺的规范化治疗，并且多数药物都在医疗保险用药范围之内。

（3）坚持长期用药。稳定期也要坚持用药。有的患者担心药物上瘾，实际上治疗慢阻肺病的药物不会上瘾，而只有坚持用药才能达到控制病情的目的。

172. 怎样尽早发现慢阻肺

首先，有以下高危因素的人，应该在体检时进行肺功能检测。如长期大量吸烟，职业接触粉尘、烟雾或有害气体，长期反复呼吸道感染，有慢性咳嗽、咳痰、气短或喘息等症状。肺功能检测结果能够客观评价气道阻塞程度，是诊断慢阻肺的"金标准"。其方法也很简单，只需要受检者在医生指导下对着肺功能仪吹几口气。此外，以下自测也可以帮助自己诊断慢阻肺：

（1）每年至少有 3 个月每天出现咳嗽、咳痰，这种情况已有多年。

（2）较一般人易患流感及感冒，且随后咳嗽频繁、迁延不愈，一般药物治疗不佳。

（3）以前能正常进行日常活动，现在日常活动可引起进行性气促。

（4）夜间或锻炼后喘鸣发作。

如果有其中任一症状，并有吸烟史，可以考虑患了慢阻肺病。

173. 为什么说吸烟是慢阻肺罪魁祸首

流行病学调查发现，吸烟是导致慢阻肺的主要危险因素。全球调查表明，发达国家 80%～90% 的慢阻肺是由吸烟所致，发展中国家约有 70% 的慢阻肺是由吸烟所致。吸烟时间越长，吸烟量越大，患病率也越高。吸烟者慢性支气管炎的患病率比不吸烟者高 10 倍以上。有人统计，每日吸烟 40支以上者，慢性支气管炎的患病率高达 75.3%。吸烟是导致肺功能出现病理性衰退的最重要因素。正常人的肺功能到 60岁以后开始出现生理性衰退，但一个 20 岁开始吸烟的人肺功能从 30 岁就开始衰退，且衰退的幅度随烟龄增加、吸烟量增加而增大，往往 40 岁时肺功能便可衰退到 60 岁正常人的水平，50 岁时衰退到正常人 80 岁的水平。但若及时戒烟，其慢阻肺患病风险可减少 50% 以上。

现代医学研究表明，烟雾中含有多种有害物质，主要有焦油、一氧化碳、一氧化氮、氰氢酸、丙烯醛和尼古丁 6种。吸烟是引起慢阻肺的主要原因，烟雾中的有害物质可直接损伤呼吸道黏膜，使气道分泌和渗出物增多，吸烟刺激气管平滑肌使之收缩，血液循环受阻而导致气道黏膜下的静脉丛瘀血，加重病情。所以，戒烟是慢阻肺患者防范发作的必然选择。

174. 慢阻肺患者如何做到积极排痰

慢阻肺患者的共同特点是气道阻塞性改变和阻塞性通气障碍，由此引起"痰、咳、喘"三大基本临床表现。许多患者可因咳痰不利而引起咳嗽不止及喘息难平。因此，治疗必须强调积极排痰，有效清除呼吸道分泌物，保持呼吸道畅通，方能更好地改善症状，缓解病情。如何做到积极排痰？把握"湿、翻、拍、咳"排痰四字诀，促进痰液稀释，利于咳痰，防止肺泡萎缩及肺不张。

（1）湿即湿化呼吸道。首先患者要多饮水，每天保持1500~2000mL的液体摄入量。每次少量饮水30~50mL，每10~20分钟饮水1次，这样对呼吸道的湿化效果较好。其次是增加室内湿度，经常往地上洒水，勤拖地或使用加湿器等，增加空气中的水分。

（2）翻即勤翻身。对于需卧床静养的患者来说，定时翻身不仅有利于痰液排出，而且可防止肺泡萎缩和肺不张。一般情况下，1~2小时翻身1次，痰量过多者，10~20分钟翻身1次，因体位改变可起到引流的作用。翻身动作缓慢进行，逐步翻至所需体位。翻身时应配合拍背、深呼吸，这样才能有效排痰。

（3）拍即拍背。对于呼吸道分泌物多且难以排出的患者，拍背应与咳痰相配合。要拍得有效，正确的方法：操作者五指并拢呈杯状，用指腹与大小鱼际着落，叩击时应放松手腕，均匀叩击，每一部位叩击一分钟；叩击顺序应沿支气管走行方向，自下而上，由边缘到中央，有节律地叩拍患者背部，同时嘱咐患者缓慢深呼吸。

（4）咳即咳痰。在上述湿、翻、拍等措施实施中或实施后，应鼓励或协助患者排痰。一般方法为先深呼吸，在呼气时用力咳嗽，重复数次。如痰液已到气管或咽喉部而无力咳出时，可用双手压迫患者下胸部或上腹部，嘱其用力咳嗽将痰排出。

175. 慢阻肺患者家庭护理注意什么

（1）保暖、防寒，避免受凉感冒。

（2）严禁吸烟，因烟雾中的有害物质对呼吸道有直接的损害作用，慢阻肺的发生发展与吸烟有着密切的关系。

（3）有良好的居住环境。要加强个人和居室卫生，保持室内通风换气，温度湿度要合适。寒冷的冬季空气较干燥，可在室内地面洒水或用加湿器以增加空气湿度。

（4）患者由于长期疾病缠身，悲观失望。故要鼓励病人增强信心，找出病因，配合治疗。

（5）如有慢性扁桃体炎或副鼻窦炎应积极彻底治疗，以免诱发急性发作。

（6）缓解期间应尽量少用或不用抗生素，以免产生抗药性。

（7）增强机体的免疫功能，预防感染，可肌注丙种球蛋白等。

（8）多进行户外活动，呼吸新鲜空气，在身体允许的情况下进行适当的体育锻炼，如深呼吸、练气功、打太极拳、饭后散步等。

176. 慢阻肺患者如何预防冬季急性发作

每年的 11 月至次年 3 月，是慢阻肺的发病高峰期。天气转冷的时候，慢阻肺患者由于不适应冷空气而急性发作，感冒、呼吸道感染等也是旧病复发的"导火索"。患者应密切注意天气变化，并注意保暖，在寒冷季节，应减少户外活动。一场普通的感冒就会使慢阻肺"雪上加霜"，年老患者更易出现急性反复发作，表现为咳嗽、痰量增多、呼吸困难加重等，甚至引发严重的并发症，此时必须积极就医。慢性支气管炎和肺气肿都属慢性阻塞性肺疾病，患者常有慢性咳、喘等病史，天气变冷预防该病急性反复发作非常重要。

（1）感冒是慢阻肺急性发作的主要诱因，应避免着凉，室内定时通风，感冒者禁止探访。可用凉水洗鼻来增加鼻腔的耐寒能力，每天洗鼻 2～3 次，增强鼻孔及整个上呼吸道对外界寒冷空气的适应性。

（2）有效咳痰对慢阻肺患者很重要。患者可做深呼吸，然后在深吸气末屏住呼吸用力咳嗽，常能咳出深部痰液。对于年老体弱者，应先协助拍背，并应在餐前进行。痰多黏稠者，可做雾化治疗。

（3）进入冬季后，气温明显降低，预防慢阻肺的急性发作。中重度以上的慢阻肺患者，最好能接种流感疫苗。

（4）慢阻肺患者采取家庭氧疗可减少住院次数，生活质量明显提高。方法是：饭后、运动后、睡眠时，给予鼻导管吸氧，流量为 1 ~ 2 升/分钟，每日吸氧时间不少于一个半小时。

177. 慢阻肺患者怎样防范上呼吸道感染

上呼吸道感染易引起慢阻肺急性发作。因慢阻肺患者多体弱，抵抗力低，稍受寒冷刺激，上呼吸道黏膜血管就产生反射性收缩，气道缺血，存在于上呼吸道黏膜的细菌或病毒便会乘机侵入黏膜上皮细胞而生长繁殖，产生毒素，引起上呼吸道感染症状，重者可引发肺部感染，使病情恶化。因此，慢阻肺患者一年四季，特别是冬天和早春，要注意防止受凉，寒冷天气更要防寒保暖。在雨雪或多雾的天气，不要外出，可在室内活动。在冬春呼吸道传染病流行时，不要到人多拥挤的公共场所去，减少感染机会。室内要保持一定温湿度，这样有利于保持呼吸道通畅。必要时可以进行流感、肺炎等疫苗的接种以及定期口服免疫增强剂。一旦发生上呼吸道感染，应尽快请医生治疗，控制、消除感染。

178. 慢阻肺患者饮食应该注意什么

（1）补充优质蛋白质：慢阻肺患者能量消耗大，而中老年人体质相对较弱，故宜选食富含优质蛋白质的食物，如老母鸡、鸡蛋、老鸭、瘦猪肉、牛羊肉、牛奶、甲鱼以及豆制品等补充机体所消耗的蛋白质，以利于机体修复病变组织。

（2）补充多种维生素：维生素是机体新陈代谢和维持各

系统功能正常必不可少的物质。维生素 A 可修复病变的呼吸道黏膜上皮，以抵御病原微生物侵袭，富含维生素 A 的食物有鱼肝油、动物肝脏、胡萝卜、奶类和番茄等；维生素 B 族可使造血系统、神经系统等维持正常，富含维生素 B 族的食物有酵母、麦芽、米糠、黄豆、瘦肉和绿叶蔬菜等；维生素 C 可增加抗体生成，增强病变组织修复能力及具有抗自由基和抗氧化作用，富含维生素 C 的食物有各种蔬菜和水果；维生素 D 有助于钙质吸收，防止骨质疏松，富含维生素 D 的食物有鱼肝油、动物肝脏、牛奶、蛋黄和酵母等，此外人体皮肤中含有维生素 D，经紫外线照射可转变为维生素 D3，故应多晒太阳；维生素 E 具有增强末梢血管抵抗力、改善末梢循环、减少不饱和脂肪酸和维生素 A 氧化及抗自由基作用，富含维生素 E 的食物有玉米、花生、麦芽、黄豆以及天然蜂蜜等。

（3）补充食物纤维素：应适当多吃一些富含纤维素的粗茎大叶类蔬菜，如芥菜、白菜、菠菜、菜心、芹菜以及水果等，有效预防老年性便秘。还应少进食高糖食物，以免胃肠产气导致腹胀，加重病情。

（4）少食多餐，细嚼慢咽：尽量吃些不太需要咀嚼的食物，比如稀粥、蒸鱼、蔬菜汤等。天气干燥时多饮开水，以便增加身体水分，使痰液稀释，易于咳出。

179. 慢阻肺患者运动锻炼时应该注意什么

在慢阻肺患者的治疗中，全身运动锻炼是很重要的。运动锻炼会使患者身体活动的最大能力和耐受性增加，可以大大缓解慢阻肺患者的病情。慢阻肺患者运动锻炼时应该注意以下几点：

（1）运动量宜从小开始，量力而行，逐渐增强运动耐受能力。

（2）在开始锻炼时，以慢走为主，以不出现气短为度。每次坚持 5～10 分钟，每日 4～5 次。逐渐适应后，可将锻炼时间延长至每次 20～30 分钟，每日 3～4 次。

（3）运动的方法很多，如步行、慢跑、走跑交替、踏车、做家务、打太极拳、做广播体操等。

（4）运动锻炼重在坚持，经过一段时间的锻炼后，心肺对日常活动的负荷能力就会不断提高，从而改善患者的生活质量。

（5）重病患者也要鼓励进行缓慢运动。在床上也要活动；能下地的，在屋内活动，在床边活动；能出门的到楼下，或者到开阔的地区、空气比较好的地方活动，各种各样的形式都可以。活动强度的标准是活动以后，心率略微增快，气促稍微加重，平静下来十分钟以后，就能恢复正常，说明运动强度是适宜的。

180. 如何远离慢阻肺

（1）戒烟。据统计，我国约有 70% 的慢阻肺由吸烟引起，吸烟是慢阻肺最重要的病因，长期吸烟最终导致支气管的阻塞和肺结构的破坏。有科学研究表明，如果能够及时戒烟，慢阻肺的发生率可以减少80%～90%。吸二手烟也可能造成慢阻肺。

（2）提高机体抵抗力，防止感冒及其他疾病感染。气温下降时，室内空气流通较差，要避免长时间待在被烟雾充满的房间和空气被污染的空间，同时避免接触感冒或伤风的病人。慢阻肺患者应及时注射流感疫苗。

（3）注意膳食营养合理。营养不良不仅损害肺功能，还会削弱机体免疫机制。平时应摄入足够的蛋白质，多吃蔬菜、水果和奶类食品，合理补充维生素、微量元素及钙，少吃生、冷、辛辣、油腻食物。

（4）适当运动。这是预防和治疗慢阻肺最经济、有效的手段。步行、打太极拳或跑步等各种不同强度的运动，不仅可以增强肌肉活动度和呼吸功能，还可以增强体质。

六、脑中风防治常识

181. 什么是脑血管病

脑血管病又称脑中风、脑卒中，是指供应脑部的血管突然发生破裂出血或因血管堵塞造成大脑缺血、缺氧而引起偏瘫、口角歪斜，甚至出现昏迷的一种严重的疾病。脑血管病分为出血性和缺血性两大类。出血性脑血管病包括脑出血和蛛网膜下腔出血两种；缺血性脑血管病包括脑梗死、脑血栓形成、脑栓塞等。脑出血患者发病常表现出剧烈头痛、频繁呕吐、半身瘫痪甚至昏迷不醒等症状，严重者甚至死亡。蛛网膜下腔出血最常见的原因是颅内动脉瘤破裂或脑血管畸形破裂，一般发病较急，头痛剧烈，以中青年人居多。缺血性脑血管病发病一般症状较平缓，绝大多数患者在睡醒后发病，意识清楚，表现为半身瘫痪或无力、言语困难、肢体麻木等。脑血管疾病是导致人类死亡的三大疾病之一，是严重危害人民健康的疾病，具有高致死率、高致残率。但脑血管病是可以预防的。

182. 脑血管病的原因和表现有哪些

脑血管病的原因很多。在中老年人，首要原因是脑动脉硬化、血管内斑块形成继发血管闭塞或栓子脱落阻塞血管或血管破裂等，尤其多见于患有高血压、糖尿病、高脂血症等患者；在年轻患者，多数是由血管先天性发育异常引起的，比如动脉瘤、脑血管畸形、烟雾病等；其他少见原因见于感染、外伤等。

脑血管病最常见的表现是说话不利索、偏身手脚麻木、无力或半身不遂等，严重的可以有头痛、呕吐，甚至抽搐、昏迷等，较轻的表现有头昏沉、头晕乏力、短暂性的说话不清、手脚无力等，个别的还有说不出话、眼睛看不清东西、复视、眼前黑蒙等。如出现上述一过性或短暂性的说话不清、偏身手脚麻木、无力等症状，一定要及时就医，不能忽视，以免延误早期检查治疗，发生偏瘫等更严重的脑血管病。

183. 脑血管病的危险因素有哪些

（1）高血压：血压越高，波动越大，发生脑卒中的机会越大。

（2）高脂血症：血脂增高一方面可加重动脉硬化，另一方面使得血液黏稠，血流缓慢，供应脑的血液量减少。目前认为胆固醇增高、低密度脂蛋白增高和高密度脂蛋白降低与脑血管病的发生有关。

（3）糖尿病：糖尿病患者患中风的年龄要提早10年，发病人数比血糖正常的人高2~4倍。

（4）心脏病：心律失常发作或心脏内的栓子脱落进入脑血管，可引起脑血管病。

此外还有很多其他危险因素，如年龄、脑血管病家族史、不良生活习惯等。年龄越大，中风风险越高，55岁以后发病率大大增加；吸烟、酗酒、高盐饮食等不良的生活习惯也会增加中风的危险。

184. 脑动脉硬化是脑血管病的危险因素吗

脑动脉硬化是指动脉壁弹力层增厚，管壁变硬，内膜变粗糙，管腔变狭窄。其发病与高血压、高脂血症、糖尿病等因素有关，是一种脂质代谢障碍性疾病。由于脂质代谢障碍，脂质沉积在动脉内膜上，形成粥样斑块，这些斑块向管内凸出，使管腔狭窄或闭塞，就像河流一样，若泥沙较多，天长日久，泥沙淤积，最终导致河流中断。脑血管因脂质沉积，血流缓慢，血液黏稠度增高，就容易发生脑血栓。另外，脑血管壁由于脂质积聚，内膜受损，结缔组织增生，变得脆弱，易形成微小动脉瘤，当血压骤升时，又易破裂出血，发生脑出血。可见，不论是缺血性脑血管病，还是出血性脑血管病，都是在脑动脉硬化的基础上发生的，所以，脑动脉硬化是引起脑血管病的重要危险因素。

185. 脑血管病的诱发因素有哪些

脑血管病的诱发因素常可促使中风的突然发生。常见的诱发因素有：

（1）情绪不佳，如生气、激动。

（2）饮食不节，如暴饮暴食、饮酒不当。

（3）过度劳累、用力过猛、超量运动、突然坐起或起床等体位改变。

（4）气候突然变化，如季节变化使温湿度、大气压明显改变时。

（5）妊娠、大便干结、看电视过久、过度用脑等。

（6）服药不当，如降压药使用不当，引起血压过低或过高等。

186. 遇到突然中风的老人应该采取哪些措施

老人突然出现言语不清、一侧肢体麻木和（或）无力、饮水呛咳、眩晕、剧烈头痛等症状，应考虑有中风可能，不要惊慌失措，立即到医院就诊。

如老人病情严重，或迅速陷入昏迷，应先将老人平抬至床上，头部垫一低枕，并将头侧向一边；取下义齿，及时清除口鼻中的呕吐物及痰液，防止窒息；解开衣领，保持呼吸道的通畅；若有抽搐，可将小毛巾垫于口中，防止舌被咬伤；千万不要企图唤醒老人而摇动其身体和头部。同时，要及时联系救护车辆将老人送往医院，尽量就近就地治疗。在运送老人到医院的途中，要保护好老人。应把老人平托起来使其在车上躺平；如无急救车，可用平板三轮车护送老人；沿途要有专门人员保护老人的头部，避免头部发生剧烈摇晃和震动；头的位置要偏向一侧，便于呕吐物从口腔中流出，以免误入气管内发生窒息；如老人神志尚清楚，要多安慰，以免其精神过分紧张而使病情加重。

187. 如何有效预防脑血管病

（1）戒烟、限酒：吸烟会促使与加重动脉硬化，引起冠状血管痉挛，应尽早戒烟；限酒，乙醇＜30mL/d，即相当于啤酒720mL。

（2）低盐：每日少于6g，盐摄入过多，可致水钠潴留，血压升高，加速动脉硬化。

（3）低脂饮食：饮食以低脂、低胆固醇为宜，适当多食豆制品、蔬菜和水果。定期有针对性地检查血糖和血脂。高脂可加速动脉硬化。有动脉硬化或冠心病者，应该订立降脂目标：胆固醇应降至 4.7mmol/L 以下，甘油三酯应降至 1.7mmol/L 以下，低密度脂蛋白应降至 2.6mmol/L 以下。

（4）控制饮食：避免肥胖，严格控制热量的摄取，少吃甜食，可明显降低患糖尿病、心脏病、中风等疾病的危险。控制热量的摄取量能有效预防与老化相关的疾病。

（5）适当运动：如快步走、慢跑、太极拳等，可增强心脑血管的功能，改善供血。

（6）心理平衡：保持精神愉快，情绪稳定。做到生活规律，劳逸结合，保持大便通畅，应避免过度劳累，生活要有规律，保证充足睡眠。避免精神紧张与刺激，还应避免寒冷刺激，以免引起脑血管痉挛，诱发心脑意外。

（7）积极防治高血压、糖尿病等易患因素，高血压与糖尿病都是脑血管病的重要危险因素，一定要认真控制好血压与血糖，以延缓动脉硬化的发生，特别要防止血压骤升骤降。

188. 肥胖是否会引起脑血管病

医学研究材料表明，肥胖者发生脑血管病的机会比一般人高出40%，突然死亡率是一般人的1.86倍。为什么肥胖者容易发生脑血管病呢？主要是因为肥胖者多伴有内分泌紊乱，血中胆固醇、甘油三酯含量增高，高密度脂蛋白降低，容易发生动脉硬化。此外，肥胖又易引起糖尿病、冠心病和高血压等疾病，这些都是脑血管病的危险因素。有研究报道，肥胖容易引起糖代谢失常，发生糖尿病。其机制是肥胖病人的胰岛细胞分泌的胰岛素相对不足，会造成饥饿感，使人的进食量增加，肥胖程度加重，进而使胰岛素的分泌相对不足更加严重，这一恶性循环的结果，最终发生糖尿病。糖尿病可使小动脉玻璃样变，引起高血压而导致脑血管病。肥胖还容易引起高血压。有资料证明，身体愈胖，愈易患高血压。不论是儿童或是成人，体重指数均与血压升高成正比，而高血压是脑血管病的常见病因。由此可见，肥胖不可轻视，预防脑血管病应注意控制饮食，减少进食量及高脂肪饮食，增加活动量，减少肥胖的发生。

189. 脑血管病患者为什么要及早就医

脑血管病具有死亡率高、致残率高的特点。一部分患者病情危重，经抢救脱险后遗有半身不遂、吞咽困难、失语或痴呆，不同程度地丧失劳动能力或生活自理能力，给家庭和社会造成沉重的负担。如何降低致残率，促进脑血管病人的功能康复？一般说来，治疗越早预后越好。国内外近年来都在强调"治疗时间窗"的概念，即确定脑卒中后什么时期给药，以便最大限度地减少脑组织损伤和获得最佳康复。缺血性脑卒中急性期的治疗时间窗一般定为病发后的 3～6 小时，即超早期治疗。这一时期可通过溶栓治疗等有效地抢救梗死周围缺血但尚未坏死（半暗区）的脑组织，使那些处于可逆性损伤的脑细胞尽可能被挽救过来，以尽可能减少损害范围，减轻病情，减少病残程度。所以有人说时间就是大脑，要及早就医。

190. 脑血管病的治疗方法有哪些

（1）药物治疗：适用于所有脑血管病患者。针对缺血性脑血管病如脑梗死，主要有抗栓、改善脑供血、营养神经、脑保护等药物治疗；针对出血性脑血管病如脑出血，主要有脱水降颅压、营养神经、脑保护等药物治疗。

（2）介入治疗：适用于有大血管狭窄的患者，如颈动脉、椎动脉、基底动脉、大脑中动脉狭窄等患者；对动脉瘤破裂蛛网膜下腔出血，目前大部分患者已经可以通过介入微创治疗来解决，主要是对狭窄的动脉放置支架、动脉瘤填塞等介入治疗。

（3）手术治疗：适用于大面积脑梗死引起的严重脑水肿颅高压的患者、脑出血量大的患者。对颈动脉硬化大的斑块可行动脉硬化斑块内膜剥脱手术治疗。

（4）综合治疗：注意稳定动脉斑块，控制高血压、血脂异常，治疗糖尿病，调节情志，健康饮食，戒烟、酒等。

191. 为什么脑血管病容易复发

患过脑血管病是否还会复发，这是患者和家属十分关心的问题。答案是肯定的。据报道约有 1/3 的脑血管病患者在 5 年内可能复发。脑血管病一旦复发，治疗更困难。有些患者常因反复发作而丧生，所以对脑血管病来说，应预防复发。那么，脑血管病为什么会复发呢？主要是第一次发病后，病情虽经治疗得到了控制，但引起脑血管病的常见病因如高血压、脑动脉硬化、心脏病、糖尿病、高脂血症等却没有完全消除。这些病多属慢性疾病，彻底治疗是不容易的。经过治疗，一些易发因素虽然一时得到控制，但病后若疏于继续坚持治疗，血压仍会升高；脑动脉硬化仍然缓慢进展；糖尿病、心脏病仍会存在，这些是引起脑血管病复发的危险因素。所以，脑血管病的复发问题应予重视，在恢复期除应积极采取各种康复措施外，还应注意治疗原发病，预防脑血管病的复发。

192. 年龄与脑血管病有何关系

随着年龄的增长，脑血管病的发病率和死亡率均明显增加。从流行病学调查情况看，脑出血多见于 60 岁左右的人，脑梗死的发病年龄较脑出血晚一些，而蛛网膜下腔出血的病人，多见于青壮年，这是因为此类病与先天性脑动脉瘤及动静脉畸形有关。年龄的增长引起脑血管病的发病率增高，主要与人的逐渐衰老有关。众所周知，随着年龄的增长，各组织器官的机能逐渐衰退。而对于脑血管病的发生，起重要影响的是血管的衰老。其衰老的主要表现是，动脉壁厚度增加，弹性降低；血管内膜增厚，弹性蛋白断裂，钙化和胶原增加等。同时，动脉平滑肌细胞的衰老性改变，包括平均寿命期缩短、细胞数量成倍减少，使动脉弹性降低、脆性增加。随着年龄的增长，脑血流量减少，速度减慢，也是引起脑血管病的另一重要因素。因此，适当调整饮食，合理使用大脑，预防和治疗脑动脉硬化，防止或减慢衰老，就可有效地预防脑血管病的发生。

193. 情绪与脑血管病有何关系

情绪是人类在进化过程中所产生的，包括积极情绪和消极情绪两种。积极情绪表现为快乐、喜悦、舒畅等，可使人精神振奋，消除疲劳，增强抗病能力。消极情绪则表现为忧虑、悲伤、烦恼、焦急等，若长期下去，可使神经功能失调、内分泌紊乱而发生一系列疾病，脑血管病就是其中一种。不良刺激为什么能引起脑血管病呢？医学研究证实，忧愁、愤怒、悲伤、烦恼等不良刺激和精神紧张，可使大脑皮层及丘脑下部兴奋，促使去甲肾上腺素、肾上腺素及儿茶酚胺等血管活性物质分泌增加，引起全身血管收缩、心跳加快、血压升高，使已经变硬变脆的动脉内压力增大，容易在薄弱处发生破裂，发生脑出血。临床研究发现，一些急躁易怒、逞强好胜及性格孤僻、多疑善感的人，诱发脑血管病要比一般人高得多。所以，有脑血管病危险因素的人群要注意控制情绪，避免不良刺激、精神过度紧张与疲劳，以预防脑血管病的发生。

194. 饮食与脑血管病有关系吗

饮食与脑血管病的关系十分密切。为什么饮食也能引起脑血管病呢？主要是因为饮食成分的不同，可影响人的血压、血脂、血糖以及钠、钙等离子的含量，这些都是与脑血管病发病密切相关的因素。食物中的主要成分是糖、脂肪、蛋白质、无机盐和维生素，它们与脑血管病都有关系，如食物中糖的来源主要是碳水化合物，而过多地摄入含碳水化合物的食物，可在体内转化为甘油三酯，使血脂升高。长期的高血脂，可引起高血压、动脉硬化。所以，饭不可吃得太饱，可适当多吃一些含纤维素较多的新鲜蔬菜和含果胶的水果。脂肪食物含有大量的饱和脂肪酸，能使血中的胆固醇、甘油三酯升高，引起动脉硬化，对此也应有所限制，而豆制品、牛奶、淡水鱼等，含胆固醇较低，可适当多吃一些。蛋白质饮食可延缓血管壁弹性减退进程，改善中枢神经系统对血压的调节功能，降低血压，从而降低脑血管病的发病率，所以，对蛋白质饮食不必限制。盐是人们生活中不可缺少的，如果膳食中含盐量较高，易引起高血压升高，进而导致脑血管病。因此，在膳食中应注意限制盐的摄入量，每天宜降低到 6 克以下。总之，要科学合理地安排饮食，以便有效地预防脑血管病的发生。

195. 脑血管病患者为什么要注意口腔卫生

脑血管病人由于唾液分泌减少，唾液黏稠或因食物易在病变侧面颊内停留，常导致细菌或真菌感染，而发生口腔溃疡、腮腺炎、上呼吸道感染等并发症，因此，应注意口腔卫生，加强口腔护理。护理方法：及时清除口腔内分泌物，并用冷开水、1% 过氧化氢、0.2% 呋喃西林液或 3% 硼酸溶液擦洗口腔。同时注意面瘫侧颊部黏膜的清洁，以免食物残渣滞留而发生口腔感染。如有口腔黏膜糜烂，可用 1% 甲紫涂抹，或用冰硼散、锡类散涂抹。口唇干裂可涂甘油或防裂油。如口腔黏膜及舌面上有片状或点状的白斑白膜，提示真菌感染，可涂上制霉菌素甘油或制霉菌素麻油。此药可自己制作，将制霉菌素片压成粉状，拌在甘油或麻油中即成。有义齿的患者，每次吃过饭，要将义齿取下，用牙刷刷干净，待口腔清洁后，再戴上，以免挂带食物。吞咽困难留置鼻饲管者，也必须注意口腔卫生，一般每日应清洁口腔两次。

196. 为什么说防治高血压、糖尿病对预防脑血管病至关重要

既然已经知道高血压、糖尿病等是引起脑血管病的重要危险因素，就一定要定期体检，及时发现这两种疾病，提早开始治疗。一般在发病早期可先不吃药，通过改善不健康的生活方式去控制，如作息规律、情绪平稳、增加运动、戒烟少酒、少吃肥肉、多吃蔬菜水果、减少食盐摄入等。若持续3 个月或半年仍不好转时，就应该开始吃药治疗了，并且这两种病一旦开始吃药就不能随便停止。因为高血压、糖尿病是不容易治愈的，吃药的目的是控制病情发展。所以，千万不要误认为吃一段时间的药病就会完全好了，不用再吃药。这是非常有害的做法。应当牢记，积极防治高血压、糖尿病对预防脑血管病是非常重要的。

197. 适量运动能预防脑血管病吗

生命在于运动，经常运动的人患脑血管病的概率明显减少。据统计，40 岁后的男性积极运动比不运动的同龄人发生脑血管病的危险低30%。运动能够增强心脏功能，改善血管

弹性，促进全身血液循环，增加脑的血流量。运动能够扩张血管，使血流加速，并能降低血液黏稠度和血小板的聚集性，从而减少血栓形成。运动可以促进脂质代谢，提高血液中高密度脂蛋白胆固醇的含量，从而预防动脉硬化。在实践中，以每天快走 30 分钟为例，脑卒中的概率可降低 30%。快走是指在 12 分钟内需走完 1 公里的距离。坚持每天适度的体力活动，每次活动的时间在 30～60 分钟为宜。

198. 有心脏病的人易发生脑卒中吗

国外研究显示，房颤可以使脑卒中的风险增加 3～4 倍。我国大规模房颤流行病学调查资料显示，房颤患者脑卒中的发生率达到 12.1%，以缺血性脑卒中为主，明显高于非房颤人群的 2.3%。除房颤外，其他类型的心脏病也会增加缺血性脑卒中的危险，包括急性心肌梗死、心肌病、瓣膜性心脏病（例如二尖瓣脱垂、心内膜炎、瓣膜修复）以及先天性心脏病（如卵圆孔未闭、房间隔缺损、房间隔动脉瘤）。脑卒中的发生与有症状或是无症状的心脏病均密切相关。国外一项研究结果表明，无论在何种血压水平，有心脏病的人发生脑卒中的危险都要比无心脏病者高 2 倍以上。脑卒中是急性心肌梗死患者重要的并发症之一，发生率在 8%～12%。急性心肌梗死可导致房颤，因此是心源性血栓的来源之一。由于急性心肌梗死与脑卒中存在部分共同的危险因素，急性心肌梗死患者往往也是脑卒中危险性增加的一个群体。

199. 血脂异常与脑卒中发病有关系吗

近年来一些国内外研究表明，血脂异常与缺血性脑卒中的发生率之间存在着明显的关系。总胆固醇每升高 1mmol/L（38.7mg/dl），脑卒中发生率就会增加 25%。高密度脂蛋白胆固醇（HDL－C）的作用是不同的，它的检测值是越高越好。高密度脂蛋白胆固醇每升高 1mmol/L，发生缺血性脑卒中的可能性可以减少 47%。一般缺血性脑卒中的发生与长期甘油三酯水平高、低密度脂蛋白胆固醇（LDL－C）水平较高和 HDL－C 水平低有密切关系。

200. 脑血管病患者的康复要关注什么

（1）要耐心关照患者，帮助其树立战胜疾病的信心。中风患者常表现出烦躁易怒或悲观失望，家人要经常开导患者，使之心情开朗，消除顾虑，保持乐观情绪，以利于病情好转。

（2）注意饮食，保证足够的热量供给。中风患者宜食清淡、易消化而富有营养的食物，多食新鲜蔬菜、水果及豆制品。忌食过咸、过甜及辛辣、油腻等食物，保持二便通畅。

（3）要常更换体位，预防压疮、肺炎等并发症的发生。家属要鼓励或帮助患者经常更换体位，避免患肢受压时间过久而发生褥疮。一般每 2～3 小时翻身一次。还应注意保持皮肤和被褥的干燥、清洁。皮肤有轻度破溃时，可用滑石粉或甲紫药水治疗。破溃严重或局部发黑，可在患处放置气圈，避免局部受压，并注意敷药，使之早日痊愈。经常更换体位及拍背，有利于痰液咳出及改善肺部血液循环，有效地预防肺炎的发生。

（4）当病情稳定时，家属应及早帮助患者进行语言训练及被动活动患肢，防止瘫痪侧肢体肌肉萎缩或关节强直，以促进早日恢复语言和运动功能。

七、癌症防治常识

201. 什么是肿瘤，什么是癌症

肿瘤是机体在各种致癌因素作用下，局部组织的细胞异常增生而形成的新生物，常表现为局部肿块。肿瘤分两大类：良性肿瘤，恶性肿瘤（统称为癌症）。良性肿瘤生长缓慢，除在要害部位占位有影响外，一般对健康和生命没有危害。恶性肿瘤生长迅速，可以转移到其他部位，产生有害代谢产物，破坏人体正常器官组织结构，对人体健康极为有害，如不及时进行有效治疗将会致人死亡。恶性肿瘤来自上皮组织者称为"癌"，来自间叶组织者称为"肉瘤"。胚胎性肿瘤常称母细胞瘤，如神经母细胞瘤、肾母细胞瘤等。但某些恶性肿瘤仍沿用传统名称"瘤"或"病"，如恶性淋巴瘤、精原细胞瘤、白血病、霍奇金病等。癌发病率占多数，肉瘤发病在儿童多见，居儿童恶性肿瘤的前三位，占 15% ～

20%。癌症与心脑血管疾病和意外事故一起，构成当今世界三大死亡原因。

202. 恶性肿瘤有哪些特征，常见恶性肿瘤有哪些

恶性肿瘤是一种无限制地向外周扩散、浸润的疾病。其特征为异常细胞的失控生长，并由原发部位向其他部位播散，使患者体内的营养物质被大量消耗；癌细胞释放出多种毒素，使人体产生一系列症状；癌细胞还可转移到全身各处生长繁殖，导致人体消瘦、无力、贫血、食欲不振、发热以及严重的脏器功能受损，最后导致死亡。恶性肿瘤发病是一个漫长的过程，分癌前期病变（10～30 年），然后发展成原位癌、进展期癌。所以患者以老年人为多，但预防应从青少年做起。

根据《2012 年肿瘤登记年报》的相关数据，我国每年新发恶性肿瘤病例已经上升到 350 万例。恶性肿瘤在我国城市居民中已经超过心血管和脑血管疾病成为第一大死亡原因，在农村居民中恶性肿瘤仅次于脑血管疾病，是第二大死亡原因。常见的十大恶性肿瘤有：肺癌、胃癌、食管癌、肠癌、肝癌、乳腺癌、白血病、恶性淋巴瘤、宫颈癌、鼻咽癌。其中肺癌、胃癌、食管癌、肝癌、乳腺癌、宫颈癌最为多见，占全部恶性肿瘤的 70%～80%。

203. 哪些人易患癌症

（1）年龄：3～6 岁儿童肿瘤高发，40～60 岁为患癌高峰。

（2）性别：除女性特有癌外，男性多于女性。

（3）遗传：与癌症患者有血缘关系的人患癌风险更高，临床上偶然可见高癌家族现象。如母亲患过乳腺癌，其女患乳腺癌的风险高 3 倍。

（4）区域：我国北方上消化道癌发病较高，东南沿海及江南肝癌发病较高，两广鼻咽癌发病较高。

（5）不良嗜好：吸烟者患肺癌的风险比普通人高 25 倍；饮高浓度酒者上消化道癌多发（酒精本身并无致癌性，是酒精对内脏损伤引起的慢性炎症导致癌变）。

（6）生活习惯和态度：大便每天少于一次者肠癌发病率升高，不生育或生育后不喂奶者乳腺癌发病率升高。

（7）肥胖：肠癌、子宫内膜癌、乳腺癌发病率较高。

（8）癌前病变：口腔、消化道、外阴阴道黏膜白斑、慢性炎症病理报告异型增生或不典型增生巴氏三级、萎缩性胃炎、宫颈息肉、肠道多发性息肉、乳腺囊性增生等，易转变为癌，称之为癌前病变。

（9）病毒感染：鼻咽癌发病与 EB 病毒感染有关，肝癌发病与乙肝病毒感染有关，宫颈癌发病与疱疹病毒感染有关，恶性淋巴瘤发病与病毒感染有关。

（10）慢性疾病：慢性肝炎、肝硬化、乙型肝炎 5 年以上患肝癌的风险较高，长期不愈合的溃疡癌变率很高。

（11）性格孤僻、内向、自卑的人比性格开朗、乐观、自信的人癌症发病率高；离婚、丧偶、家庭不和睦、受过精神创伤的人癌症发病率也会升高。

204. 人体哪些部位最容易致癌

（1）肺：无论男女，排在首位的都是肺癌。

（2）乳腺：乳腺癌是女性最常见的癌症，其次为宫颈癌和卵巢癌。

（3）胃：除了盐、盐腌食物、红辣椒、加工肉类、烟熏食物、烧烤食物等是胃癌发生的原因外，胃黏膜的改变以及萎缩性胃炎也可导致胃癌发生。

（4）肝：乙肝病毒、食用被黄曲霉毒素污染的谷类和豆类以及长期饮酒，都是导致肝癌发生的直接原因。

（5）食管：导致食管癌发生的主要原因是喜欢吃烫的食物。此外，吸烟、肥胖、食用加工肉类等因素是直接诱因，胃酸反流也是增加食管癌的危险因素。

（6）大肠：红肉、大量饮酒、高温油炸食物、常忍便意、炎症性肠病等，都有可能导致直肠癌及结肠癌。

（7）膀胱：研究表明，饮用水中的砷是膀胱癌发生的原因之一，此外，常憋小便也能增加膀胱癌发生的风险。

（8）胰腺：胰腺癌是癌症中"富贵病"的代表，肥胖和糖尿病都会导致该病发生。

（9）淋巴：淋巴和造血系统的肿瘤主要包括淋巴瘤、白血病和多发性骨髓瘤。环境污染、病毒感染以及肥胖是导致淋巴瘤发生的原因。

（10）肾：身体肥胖、饮用水中的砷含量过高以及吸烟可导致肾癌发生。

205. 癌症会传染吗

世界医学至今也没有发现癌症会传染的事例和依据。在现实生活中，人们也许偶然会发现某个家庭中先后有几个人患了癌症，其实这不是传染的结果。这种现象叫作癌症聚集现象，或叫高癌家族。引起这种现象的原因主要是：

（1）家族遗传倾向，即家族成员身体里存在倾向致癌的遗传基因缺陷，这种人对致癌因素更敏感，更容易发生癌症。

（2）一家人生活在同一个环境中享用相同的饮食结构，摄入较多同样的致癌物质，如地区性的硒缺乏，食物中含有较多亚硝酸盐、黄曲霉毒素等强致癌物。这样的家庭癌症的发病率自然就比较高。

206. 为什么患恶性肿瘤的人越来越多

在未来数十年内，预计我国的癌症发病率还会继续增加，这是因为：

（1）人口进一步老龄化。

（2）吸烟人数居高不下，过量饮酒之风尚未得到有效遏制。

（3）环境污染和室内污染日益加重。

（4）饮食谱改变，脂肪过量，蔬菜瓜果以及粗粮减少，食物过于精细。

（5）诊断癌症的手段增加，技术比以前敏感，能够发现更多的早期癌症。

207. 生活中存在哪些致癌因素

引起癌症的各种因素及其所占比重如下：

（1）遗传易感性2%。

（2）饮食30%~35%，如食物中含有亚硝酸盐、黄曲霉毒素，高脂肪、高热量、低纤维及不科学的食物加工等。

（3）吸烟30%~32%，导致肺癌等。

（4）病毒感染10%，病毒可直接损伤细胞的DNA，改变遗传基因致癌，如乙肝病毒、丙肝病毒、疱疹病毒、EB病毒等。

（5）性生活7%，导致生殖器官癌症。

（6）饮酒4%，损伤上消化道黏膜及肝脏，引起慢性炎症和增生，导致相应癌症。

（7）工业职业暴露4%，生产中使用或产生的具有致癌性的物质，导致皮肤癌、肺癌等。

（8）环境污染2%，如工业废气废物、车辆尾气、居室装修、电器污染等。

（9）食品添加剂1%，如香精、糖精、色素、防腐剂等。

（10）放射线1%。

（11）其他未知因素5%。

208. 吸烟与患癌的关系究竟有多大

一支点燃的烟能放出大约6800种不同的化学物质，其中最主要的有 3 种：焦油、尼古丁、一氧化碳。据统计，各种癌症死亡人数中，30％与吸烟有直接关系，尤其是肺癌，吸烟者比不吸烟者肺癌发病率高 25 倍，85％的肺癌是吸烟引起的。此外，咽癌和口腔癌中 50％～70％与吸烟有关，食道癌中 50％以上与吸烟有关，肾癌、膀胱癌中 30％～40％与吸烟有关，胃癌、宫颈癌的发病也与吸烟有一定关系。值得欣慰的是，吸烟的不良作用是可逆的，吸烟者的癌症高发水平可因戒烟逐年下降。研究表明，戒烟的头三年癌症发病率略有上升，第四年起癌症发病率开始下降，第 15 年癌症发病率可以降到与不吸烟者同等水平。

209. 恶性肿瘤的早期信号有哪些

（1）无痛性肿块：身体任何部位出现肿块，无明显疼痛表现，尤其是颈部、乳房、腹部等处，要尽早去医院检查，以明确诊断。

（2）久治不愈的溃疡：黏膜或皮肤出现溃疡，久治不愈，应当警惕癌变。

（3）黑痣或疣发生改变：黑痣或疣突然增大，或局部瘙痒、溃烂，有可能恶变。

（4）咳嗽、痰中带血：不明原因的咳嗽、痰中带血，治疗不见好转，应明确诊断。

（5）进食不畅：下咽食物时有梗阻感，或者感到胸骨后闷痛不适，并且有逐渐加重趋势，是食道癌的常见症状。

（6）食欲下降、上腹部饱胀：平时进食良好，出现上述症状时应及时就医。

（7）大便习惯改变、便中带血：无明确病因（如痔、肛裂等）的大便带血，大便变细、变形等，是大肠癌的常见表现。

（8）无痛血尿、排尿不畅：尿中带血而无痛，应注意是否有肾脏或膀胱肿瘤。老年男性出现排尿困难和不畅应鉴别前列腺炎和前列腺癌。

（9）成年人出现不明原因的鼻塞、鼻涕中带血或伴有头痛是鼻咽癌的常见症状。不明原因的长期声音嘶哑是喉癌的早期表现。

（10）不明原因出现阴道出血，特别是闭经后妇女出现白带增多、带血，应及时检查排除女性生殖器肿瘤。

（11）不明原因的消瘦、贫血、发热、出血、骨骼痛，应当警惕癌变。

210. 什么叫作癌症转移或扩散

癌症转移和扩散是同一回事，是一种现象的两种说法，指的是癌细胞原发病灶在新的地方继续生长，形成性质同原发病灶完全相同的新病灶的过程。癌细胞转移的方式有直接浸润、淋巴转移、血行转移、腔内种植。为了合理制订治疗方案、正确评价治疗效果、判断预后，国际抗癌联盟提出了TNM 分期法，T 指原发肿瘤、N 为淋巴结、M 为远处转移，再根据肿块程度在字母后标以 0 ~ 4 的数字，不同 TNM 组合将肿瘤分为四期。一般讲没有发生转移的癌症属于早期；癌细胞已经发生近处少量转移，癌症就已经进入中期；癌细胞发生远处转移，癌症就已经进入晚期。癌症早期只要治疗得当大多数都能治愈，中期癌症经过规范治疗仍然可以取得较好疗效，只有晚期癌症目前难以治愈。

211. 癌症患者怎样选择治疗方法

　　癌症的首次治疗至关重要，直接关系到患者的生死存亡。选择治疗方法时，要根据患者的年龄、发病部位、身体素质以及病情（初发、已转移或扩散）等多方面的情况决定。同样的病情、年龄、身体素质不同，也不能选用同样的治疗方法。目前，治疗癌症主要有四种疗法，各有其优点和不足。

　　（1）手术，即切除肿瘤和局部转移病灶，适宜于早期和中期肿瘤患者。优点是能最快地切除癌肿原发病灶、局部转移灶，对癌症早期效果较好。但手术只能切除可见肿瘤，对分散的、不可见的癌细胞无法消除，不适宜于晚期和年老体弱的患者。

　　（2）化疗，是用化学药物对癌细胞进行杀伤的疗法。其特点是药力猛，见效快；但由于选择性差，在杀伤癌细胞的同时，对正常细胞也有杀伤，副作用大。此法多适用于癌症术前、术后辅助治疗。

　　（3）放疗，是用放射线杀伤局部癌细胞的疗法。适宜于局部肿瘤患者，此法对癌症早期效果较好，但是副作用大。放射治疗属肿瘤局部治疗。

（4）中医药治疗，适宜于癌症治疗的全过程。特点是辨证施治、攻补兼施、标本兼治，药效平稳持久，能增强机体免疫功能，对化疗、放疗所引起的副作用有很好的矫正效果。但中医药治疗，药物作用起效慢、疗程长，适合单独治疗肿瘤。

212. 癌症检查有哪些方法

不同部位的癌症，检查的方法有所不同，主要的方法有以下几种。

（1）详细询问病史、生活史、不良生活习惯和嗜好，尽可能发现癌症的蛛丝马迹，预测癌症可能发生的部位，为进一步检查开拓思路。

（2）实验室检查：通过临床检验、生化检验、器官功能检验、肿瘤标记物检验，为癌症诊断提供必要的依据。

（3）物理检查：通过 X 线透视、摄片、造影、B 超显像、内窥镜检查、同位素扫描、CT、核磁共振等检查，为癌症的诊断提供比较明确的依据。

（4）细胞学和病理学检查：对发现的可疑病灶进行穿刺或切取活体组织进行细胞学或病理学检查，明确诊断出是否为癌症。

213. 患了癌症怎么办

（1）克服心理障碍。大量国内外临床调查表明，同期癌症患者在接受同样治疗的前提下，凡是心理调适好、心情乐观者，预后效果好；反之，则因情绪低落，人体免疫功能差，导致病情反复发作，甚至很快死亡。科学证明，过度的疲劳、心理压力，都会导致人体免疫力下降，引发肿瘤复发或转移，心理治疗的重要性并不亚于药物治疗。

（2）及时而正确地选择治疗方法。确诊为癌症后，正确的做法是根据病情和身体情况或手术或放疗、化疗，有些癌症不适合手术，如鼻咽癌、淋巴瘤等，则应考虑放疗、化疗、中医药治疗、免疫治疗。患了癌症后，采用何种手段治疗应在医生和专家指导下进行，有时较疑难的情况需经专家会诊，然后制订出治疗方案。

（3）体育锻炼不可轻视。癌症病人康复期，体育锻炼是辅助治疗，既是局部治疗，又是全身治疗，通过局部的肌肉运动，对全身器官起到锻炼作用。适量运动能增强机体的抗病能力，减少治疗后的并发症。

214. 癌症能预防吗

美国医学专家研究指出，"几乎60%～80%的癌症是人为的"。因此，减少或消除这些人为因素就能预防60%～80%的癌症。致癌物质种类繁多，广泛存在于人们生活、工作环境中和食品用品中。目前癌症预防分为三级。

一级预防：减少或消除各种致癌因素对人体产生的致癌作用，降低发病率。如平时应注意参加体育锻炼，改变低落情绪，保持旺盛的精力，从而提高机体免疫功能和抗病能力；注意饮食、饮水卫生，防止癌从口入；不吃霉变腐败、烧焦的食物以及熏、烤、腌、泡的食物，或不饮用贮存较长时间的水，不吸烟、不酗酒，科学搭配饮食，多吃新鲜蔬菜、水果和富有营养的多种食物，养成良好的卫生习惯。同时注意保护环境，避免和减少对大气、饮食、饮水的污染，防止物理、化学、寄生虫、病毒等致癌因子对人体的侵害，有效地防止癌症的发生。

二级预防：利用早期发现、早期诊断和早期治疗来减少癌症病人的死亡。如拍照胸片、支气管镜检查，可发现早期肺癌；做 B 型超声波扫描、甲胎蛋白测定，可揭示肝癌；做常规阴道细胞学检查，可早期发现宫颈癌；食道拉网检查，纤维食道镜、胃镜、肠镜检查，可早期发现食道癌、胃癌、结肠癌等。

三级预防：在治疗癌症时，设法预防癌症复发和转移，防止并发症和后遗症。

215. 世界卫生组织 13 条"防癌要点"是什么

（1）不吃发霉的粮食及制品。花生、米面发霉后，可产生黄曲霉素，这是一种强致癌物质。

（2）不吃熏、腌制食物，如熏鱼、咸肉、腌咸菜等，这些食物可产生致癌物——亚硝酸盐。

（3）不吃过热、过硬、过焦或过咸的食物，不喝过烫的水。炒菜油温不能太高，尽量少用煎炸的烹调方法。

（4）多吃新鲜蔬菜，吃饭不要过饱，控制肉类食物的摄入量。

（5）不吃被农药污染的蔬果和其他食物。

（6）不吸烟、酗酒。

（7）不接触烟囱里冒出的黑烟。

（8）不用洗衣粉擦洗餐具、茶具或食物。

（9）不使用有毒的塑料。

（10）晒太阳不能过度。

（11）注意通风，勿在封闭环境中待得太久。没装空调的房间，每天也必须开窗 1～2 小时。

（12）装潢中不要用放射性的岩石、矿砂及含有苯、四氯化碳、甲醛、二氯甲烷等致癌物质的建筑材料。保证空气流通。装修完至少通风 30 天，把室内的各种气味排放干净再入住。

（13）防止污染物滞留。新衣服买回来先用清水洗涤后再穿；在医院、厂矿、车间工作的人下班后，应先洗手或洗澡，千万不要把工作服带回家。

216. 哪 10 种生活方式能够降低癌症发生

（1）控制体重。脂肪细胞会制造并释放荷尔蒙，可能促进癌细胞生长。研究证实，体重超重会增加罹患癌症的风险。

（2）运动。每天运动 30 分钟，这是最经济实惠的防癌方法，各种运动都可以。

（3）喝绿茶。绿茶有助于防癌早已获得证实。因为绿茶含有儿茶素及维生素 A、维生素 C 等抗氧化剂，因此有防癌功效。国外研究发现，咖啡也可以降低某些癌症的发生率。

（4）多吃新鲜蔬果。台湾癌症基金会指出，足量的蔬果纤维，可预防数种癌症。

（5）跳开脂肪诱惑。美国国家科学院报告指出，所有饮食构成要素中，脂肪与癌症关系最密切。

（6）多吃鸡、鱼肉，少吃猪、牛、羊肉，戒除烟熏、加工肉品如香肠、火腿、培根等。

（7）戒烟、戒酒、戒槟榔。抽烟是癌症重要危险因子。但是无论你烟龄多久，只要今天就戒，几乎都可降低罹患率。

（8）少盐，不喝含糖饮料。每天摄取的盐少于 6g；少喝含糖饮料，喝白开水最好；不吃发霉的谷类及豆类。

（9）喂母乳。产妇至少喂 6 个月母乳。喝母乳的宝宝将来罹患血癌风险比较低，妈妈也可降低乳癌风险。

（10）保持轻松的情绪，减少压力。医学研究发现，心情郁闷容易诱发癌症，精神压力会削减免疫机能，抑郁症使身体修补 DNA 的能力下降，罹患癌症概率明显提高。

$217.$ 防癌饮食有哪些

（1）多吃含维生素 A（或胡萝卜素）丰富的食物，这对预防肺癌、食道癌、喉癌、膀胱癌等有帮助。

（2）多吃含维生素 C 丰富的食物，可以阻断致癌物亚硝胺的合成，有预防胃癌、食道癌，对抗烟酒致癌效应的作用。

（3）常吃十字花科蔬菜，如芥蓝菜、包菜、卷心菜等可以阻止致癌物的致癌作用。

（4）多吃含纤维素丰富的食物，可以减少肠癌发病。

（5）基本上不吃高度腌制食品和加工食品的人群，胃癌发病较少。

（6）坚持低脂肪饮食习惯的人群，乳腺癌、结肠癌、前列腺癌、子宫内膜癌的发病很少见。

（7）不吃霉变食物，可以降低肝癌的发病率。

（8）不酗酒，可以降低肝癌、口腔癌、食道癌、胃癌的发病率。

八、高脂血症及肥胖防治常识

218. 什么是高脂血症

高脂血症是一种全身性疾病，当总胆固醇或低密度脂蛋白胆固醇或甘油三酯中的任何一项增高至超出正常范围时称为高脂血症。单纯的胆固醇增高者称为"高胆固醇血症"，单纯的甘油三酯增高者称为"高甘油三酯血症"，而二者同时增高者称为"混合型高脂血症"。

血脂异常对身体的损害是一个缓慢的、逐渐加重的隐匿过程。高脂血症本身多无明显的症状，不做血脂化验很难被发现。高脂血症者如果同时有高血压或吸烟，就会加速动脉粥样硬化的进程，导致血管狭窄和阻塞。此时病人可有头晕、胸闷，严重者则突然发生脑中风、心肌梗死，甚至猝死。正因为高血脂是悄然无息地逐渐吞噬生命，人们形象地把它称为"隐形杀手"。所以，定期检查，早期防治高血脂至关重要。

219. 血脂是怎样形成的

血液中的脂类物质，统称为血脂。血浆中的脂类包括胆固醇、甘油三酯、磷脂和非游离脂肪酸等，它们在血液中与不同的蛋白质结合在一起，以脂蛋白的形式存在。临床上所说的血脂主要是指胆固醇和甘油三酯。

血脂的形成和来源有两条途径：一是食物，二是体内的合成。甘油三酯主要来源于食物中的脂肪，包括饱和脂肪酸与不饱和脂肪酸。饱和脂肪酸主要来源于动物油类性食品，如猪肥肉、动物油、黄油。不饱和脂肪酸来源于植物油类，如花生油、大豆油等。胆固醇来源于食物和体内合成。只有动物食品才含有胆固醇，植物食品是不含胆固醇的。动物内脏中的胆固醇含量最高。事实上，人体大部分胆固醇靠自身合成。肝脏是胆固醇的主要合成部位，即使食物中没有胆固醇，体内仍能自行合成而不致缺乏胆固醇。所以，医学上倡导低糖低脂饮食。

220. 高脂血症有何危害

高脂血症是引起人类动脉粥样硬化性疾病的主要危险因

素。高脂血症是脑卒中、冠心病、心肌梗死、心脏猝死独立而重要的危险因素。血脂过多，容易造成"血稠"，在血管壁上沉积，逐渐形成小斑块，斑块增多、增大，逐渐堵塞血管，使血流变慢，严重时血流被中断。这种情况如果发生在心脏，就引起冠心病；发生在脑，就会出现脑中风；如果堵塞眼底血管，将导致视力下降、失明；如果发生在肾脏，就会引起肾动脉硬化、肾衰竭；发生在下肢，就会出现肢体坏死、溃烂等。此外，高脂血症也是促进高血压、糖尿病的一个重要危险因素；高脂血症还可导致脂肪肝、肝硬化、胆石症、胰腺炎、眼底出血等。所以必须高度重视高血脂的危害，积极地预防和治疗。

221. 高脂血症的诊断标准是什么

一般成年人空腹血清总胆固醇超过 572mmol/L，甘油三酯超过 1.70mmol/L，诊断为高脂血症。总胆固醇在 5.2 ~ 5.7mmol/L 者称为边缘性升高。低密度脂蛋白胆固醇（LDL－C）低于 3.12mmol/L（120mg/dl）正常，高于 3.64mmol/L（140mg/dl）异常；高密度脂蛋白胆固醇（HDL－C）高于 1.04mmol/L（40mg/dl）正常，低于 0.91mmol/L（35mg/dl）异常。

高脂血症可根据发生异常改变的血脂成分的不同，分为以下四种类型。

（1）高胆固醇血症：血清总胆固醇超过 572mmol/L，甘油三酯含量正常。

（2）高甘油三酯血症：血清甘油三酯超过 1.70mmol/L，总胆固醇含量正常。

（3）低高密度脂蛋白血症：血清高密度脂蛋白胆固醇（HDL－胆固醇）含量降低，<9.0mmol/L。

（4）混合型高脂血症：血清总胆固醇和甘油三酯含量同时增高。确诊者建议及时治疗。

222. 哪些人易患高脂血症

（1）有高血脂、冠心病或动脉粥样硬化病家族史者。

（2）体形肥胖者。

（3）中老年人。

（4）长期高糖饮食者。

（5）绝经后妇女。

（6）长期吸烟、酗酒者。

（7）习惯于静坐的人。

（8）生活无规律、情绪易激动、精神处于紧张状态者。

（9）已有冠心病、高血压、糖尿病、脑血管病或周围动脉粥样硬化病者。

（10）有皮肤黄色瘤者。

引起高脂血症的因素主要有：饮食中饱和（动物）脂肪摄入过多、肝硬化、控制不好的糖尿病、甲减、肾病及遗传性高胆固醇血症。致高甘油三酯血症的主要因素有：过量热量摄入、酗酒、未控制好的严重糖尿病、肾病，某些药物（如雌激素等）以及遗传性高甘油三酯血症。根据病因在临床上可将高脂血症分为原发性与继发性两种。后者由其他疾病引起，发病率较低。原发性高脂血症可能与有关基因、脂蛋白及其受体或酶类异常有关。高脂血症还与许多其他动脉硬化危险因素有关。

223. 高脂血症的防治措施有哪些

血脂异常的防治措施有非药物治疗和药物治疗两方面。前者可以用于预防高血脂，也是高血脂治疗的基础，包括饮食调节和健康生活方式的培养。另外，高脂血症的病人通常需要服用降脂药物，可以有效预防和治疗冠心病、中风，延缓其他部位动脉粥样硬化的发生和发展。

（1）高脂血症的非药物治疗，主要包括培养健康的生活方式，如合理膳食和有规律的锻炼能够减少身体脂肪、升高HDL－C（高密度脂蛋白胆固醇,）、降低 LDL－C（低密度脂蛋白胆固醇）和 TG（甘油三酯）。戒烟、限酒、保持良好心态有利于降低血脂。此外，易患高脂血症的特殊人群应该定期体检，每年应至少检查一次血脂。

（2）高脂血症的药物治疗，主要有他汀类、贝特类、烟酸及其衍生物、胆酸螯合剂、鱼油制剂，其中他汀类最常用。在进行药物治疗前首先应该明确诊断，判断血脂水平及血脂异常类型，药物的选择要根据高脂血症的临床分类，遵医嘱服用并定期监测血脂的控制情况和药物的副作用。服用降脂药物的时候，应坚持饮食治疗，限制胆固醇的摄入，增加体力活动，以达到最好的效果。

（3）高脂血症的保健治疗，墨西哥"米邦塔"仙人掌是国际公认具有非常好的降血脂、降血糖等多种保健功效的全营养药食两用植物。世界卫生组织调查报道，世界上癌症、心脑血管疾病、糖尿病发病率最低的国家是墨西哥，究其原因是把仙人掌作为蔬菜长期食用。长期食用仙人掌，能满足人体必需的氨基酸、维生素和微量元素，还能消除体内多余的胆固醇、脂肪、糖类和自由基。

224. 高脂血症的饮食调节原则是什么

由于血脂与膳食密切相关，饮食调节对于高血脂的防治至关重要。

高脂血症病人的饮食要遵循"一个平衡"和"五个原则"。

一个平衡：平衡膳食，指膳食中所含的营养素种类齐全，比例恰当。

五个原则：低能量、低胆固醇、低脂肪、低糖、高纤维食物。

（1）低能量：控制饮食量，达到和维持理想体重。

（2）低胆固醇：每天小于 300mg。少食或不食动物内脏和蛋黄等。

（3）低脂肪：少吃富含饱和脂肪的食物，包括动物性食品（如肉类外皮及全脂奶）和部分植物性食品（椰子油、椰子、棕榈油）。烹调用油宜选择含较多不饱和脂肪酸的油，如玉米油、橄榄油、葵花籽油，每天小于 20g。鱼类及豆类取代其他肉类，作为蛋白质来源。不吃或尽量少吃高脂食物和点心（花生、瓜子、腰果、蛋糕、西点、中式糕饼、巧克力、冰淇淋）。

（4）低糖：对于血脂异常患者，控制糖类摄入，相应减少主食量。不吃纯糖类（白糖、红糖、冰糖、麦芽糖、蜂蜜、葡萄糖）及其制品，以及干鲜果脯等升糖指数高的食品。少喝饮料、果汁。

（5）高纤维食物：如各类水果、豆类、燕麦片、洋葱、木耳、海带、紫菜、菇类、瓜类、荚豆类及蔬菜茎部。

225. 高脂血症与慢性病有何关系

胆固醇是存在于血液中类似脂肪的物质，其水平增高会增加心血管病发生的危险。胆固醇通常被包裹在蛋白质中，因此常被叫作脂蛋白胆固醇。其中，低密度脂蛋白胆固醇（LDL – C）容易沉积在血管壁，导致动脉粥样硬化，因此被视为"坏的胆固醇"；高密度脂蛋白胆固醇（HDL – C）可帮助机体运出多余的胆固醇，因此被认为是"好的胆固醇"；甘油三酯（TG）是机体脂肪存在的主要形式，可为机体提供能量，也可以脂肪的形式贮存起来。血液中 TG 过高也可增加心脏病的风险。

226. 高血压为什么常并发高脂血症

高血压病的发生、发展与高脂血症密切相关。影响血压升高的因素有血管外周阻力、动脉壁弹性、血液黏度三个方面，都与高脂血症有直接关系。正常人血管内膜是光滑流畅的，血脂增高，血脂会在血管内膜下逐渐沉积呈黄色粥样斑块，久之破溃、出血、管腔变狭、血流阻力增加，从而使血压升高；血脂增高，血脂在动脉内膜沉积可造成血管硬化，使血管壁弹性减弱，血压升高；血脂增高时血黏度就增高，使血流阻力增加，血压升高。高血压和高血脂同属冠心病的重要危险因素，两者并存时，冠心病的发病率远较一项者高，因此，两项并存时更应积极治疗。

（1）要加强生活和饮食管理，控制热量摄入，适当增加活动量。

（2）患者吃盐应适量。

（3）烟酒对高血压和高脂血症均属促进因素，患者应断然戒烟，酒以不喝为好。

（4）在使用降压药时，要考虑对脂质代谢的影响。如利尿降压药、β-受体阻滞剂均有这种作用。血管紧张素转换酶抑制剂、钙离子拮抗剂对脂质代谢也有影响。对高血压和高脂血症并存的患者来说，最好的药物是哌唑嗪、乌拉地尔等 α_1 受体阻滞剂，它们既可降压，又有利于脂质代谢。

（5）经降压治疗高脂血症未见好转，同时存在冠心病危险因素时，应配伍应用降脂药物。

227. 糖尿病患者为什么常合并血脂增高

很多糖尿病患者都伴有高脂血症，人们通常把糖尿病与高脂血症称为姐妹病，据统计大约40%的糖尿病病人有脂代谢紊乱。其特点是甘油三酯增高和高密度脂蛋白降低。糖尿病引起血脂增高的原因，一是糖尿病患者胰岛素不足时，体内脂酶活性降低，因此容易血脂增高。二是糖尿病本身除糖代谢紊乱外，同时还伴有脂肪、蛋白质和水、电解质的紊乱。经常有游离脂肪酸从脂肪库中动员出来，使血中甘油三酯及游离脂肪酸浓度增高。三是 2 型糖尿病患者进食多，运动少，促使体内脂类合成增多，这也是造成血脂增高的原因。肥胖伴高血脂者，由于胰岛素受体数相对减少，从而产生胰岛素抵抗，易诱发糖尿病。血脂增高者容易引起心脑血管并发症。

228. 高脂血症为什么会导致冠心病

冠状动脉是专门给心脏供血的动脉，由于过多脂肪沉积，高血脂会危害冠状动脉，形成粥样硬化，大量脂类物质蛋白在血浆中沉积移动，降低血液流速，并通过氧化作用酸败后沉积在动脉血管内皮上，并长期黏附在血管壁上，损害动脉血管内皮，形成血管硬化。当人体由于长期高脂血症形成动脉粥样硬化后，冠状动脉内血流量变小、血管腔变窄、心肌注血量减少，造成心肌缺血，导致心绞痛，形成冠心病。大量研究证实，高脂血症尤其是高胆固醇血症是冠心病发生的主要危险因素。随着血胆固醇的长期增高，冠心病的发生率也会增加。

229. 高脂血症患者在运动锻炼时应该注意什么

高脂血症患者加强运动锻炼是积极的防治措施。运动能促进机体代谢，提高脂蛋白脂酶的活性，加速脂质的运转、分解和排泄，能有效地改善人体的脂质代谢，降低血脂；运动还能改善机体的糖代谢、血凝状态和血小板功能，降低血液黏度；运动还可改善心肌功能，增强心肌代谢，促进侧支循环的建立，有利于预防动脉粥样硬化的发生和发展，对冠心病的防治具有重要的意义。运动锻炼应该注意以下几点：

（1）一般来说，患有高脂血症而无其他并发症者应保持中等强度运动量，即每天达到慢跑 3 ~ 5 公里的运动量。对有轻度高血压、肥胖等并发疾病的患者应自行掌握，以锻炼时不发生明显的身体不适为原则。

（2）运动方式可根据自己的情况及环境而定，可进行适量的有氧运动，如慢跑、体操、太极拳、运动操、气功、游泳、爬楼梯、骑自行车及健身器材锻炼等，每次不少于 30 分钟，每周不少于 3 次。只要持之以恒，保持一定强度的运动，就能预防和治疗高脂血症、降低冠心病等心脑血管疾病的患病率。

（3）对于每天在办公室长时间坐着的白领们，平时抽空单独进行运动十分不易，可以多选择步行、爬楼梯等活动。这些活动占地不大，但能加速体内代谢、消耗脂肪能量，是防范和改善高脂血症的好方法。

230. 如何判断超重和肥胖

超重和肥胖是指人体内脂肪过量或异常积累，损害健康。体重是否正常，最常用的方法是用体重指数（BMI）来判断，体重指数（BMI）是体重/身高的平方，通常用于在成年人群中进行超重和肥胖分类。其定义为按千克计算的体重除以按米计算的身高的平方 kg/m^2）。计算方法是：$BMI = 体重（kg）/身高（m）^2$。体重指数是最有用的人口水平超重和肥胖衡量标准，因为它对男女和各年龄的成人都一样。

世界卫生组织把超重界定为体重指数大于或等于 25，肥胖界定为体重指数大于或等于 30。一般来说，超过标准体重的 10% 称为超重，而超过 20% 就属于肥胖。肥胖又根据超过标准体重的程度分为轻度肥胖（超重 20%）、中度肥胖（超重 30%）、重度肥胖（超重 50%）。有证据表明人群的慢性病风险从体重指数 21 开始渐趋上升。例如，一个人的身高为 1.75m，体重为 68kg，他的 $BMI = 68/1.75^2 = 22.2$。此指数为 18.5~24.9 时属正常。

231. 超重和肥胖与慢性病有何关系

肥胖与糖尿病、高血压、骨关节疾病等慢性疾病密切相关。高血压、高血脂、冠心病、脑卒中、糖尿病的患病率均随体重指数 BMI 的增加呈上升趋势。高血压和高血脂与体重指数关联更为显著。肥胖者高血压病和高脂血症的患病率分别是正常体重者的 5.78 和 4.01 倍。冠心病、脑卒中和糖尿病分别是正常体重患者的 3.41、2.11 和 1.91 倍。肥胖不仅是许多慢性病的危险因素，其本身也是一种疾病状态。肥胖者因肝硬化、脑卒中、心脏病和癌症等疾病死亡的风险较体重正常者为高。合并胆石症者较正常人高 4～6 倍，更为严重的是肥胖者的寿命将明显缩短。据报道，超重 10% 的 45 岁男性，其寿命比正常体重者要缩短 4 年，日本统计资料表明肥胖者死亡率比正常体重者要高 27.9%。

232. 肥胖症有哪些危害

肥胖不仅影响形体美，而且给生活带来不便，更重要的是容易引起多种并发症，加速衰老和死亡。肥胖是疾病的先兆、衰老的信号。

肥胖是健康长寿之大敌。肥胖最多的危害是可导致一系列严重的并发症，如高血压病、糖尿病、血脂紊乱、冠心病、恶性肿瘤等，这些疾病是人类健康的主要杀手。

肥胖影响劳动，易遭受外伤。身体肥胖的人行动迟缓，行走活动困难，稍微活动就心慌气短，严重的甚至导致劳动力丧失。

肥胖易患冠心病和高血压，冠心病发病率比正常体重者高 2 倍，高血压发病率比正常体重者高 2～6 倍。

肥胖易患内分泌及代谢性疾病。糖代谢异常可引起糖尿病，脂肪代谢异常可引起高脂血症，核酸代谢异常可引起高尿酸血症等。

肥胖对肺功能有不良影响。肥胖者因体重增加需要更多的氧，但肺不能随之增加功能，同时肥胖者腹部脂肪堆积又限制了肺的呼吸运动，故可造成缺氧和呼吸困难，最后导致心肺功能衰竭。

　　肥胖引起肝胆病变。肥胖者的高胰岛素血症使其内因性甘油三酯合成亢进，就会造成在肝脏中合成的甘油三酯蓄积从而形成脂肪肝。肥胖者容易并发高比例的胆固醇结石。

　　肥胖引起关节病变。体重的增加能使许多关节（如脊椎、肩、肘、髋、足关节）磨损或撕裂而致疼痛。

　　肥胖并发疝气。肥胖者可并发许多疝，其中食道裂孔疝最为常见。

233. 超重和肥胖是怎么导致的

　　超重和肥胖是能量摄入超过能量消耗以致体内脂肪过多蓄积的结果。

　　遗传也是其中原因之一。父母亲都肥胖，子女中70%～80%的人会出现肥胖，父母中一方肥胖的，子女中有40%的人较胖。

　　吃得多、动得少是主要原因。生活条件好了，吃的食物，尤其是油脂过多，吃进的能量很高，而体力活动少，乘电梯代替了爬楼梯，乘车代替了步行，机械操作代替了手工劳动。对身体来说，消耗的能量少了，进得多，出得少，多余的能量就以脂肪的形式在身体里储存起来。

　　近二十年，肥胖症如此快速增长，说明不是遗传基因发生了显著变化，主要是人们的生活方式发生了改变。因此，改变多吃少动的生活方式是预防肥胖的关键。这不仅是可能的，事实证明也是完全有效的。

234. 为什么测量腰围对诊断超重更有意义

世界卫生组织指出，腰围是一个非常重要的衡量心血管危险因素的指标，因此，除测量其他心血管危险因素例如血压、血脂和血糖水平外，还应测量腰围。腰围增加可增加患冠心病的危险。测量方法：被测量者取垂直站立姿势，双足自然分开 30cm 左右，使体重均匀分布，平稳呼吸；检查者用一个没有弹性、最小刻度为 1mm 的软尺，在脐上 0.5 至 1cm 处沿水平方向围绕腹部一周，紧贴而不压迫皮肤进行测量。测量值精确到 1mm。正常参考值是，男性 ≥90cm，女性 ≥80cm 为超重；男性 ≥95cm，女性 ≥90cm 为肥胖。有些人看起来不胖，但一测量腰围发现超重了，甚至是肥胖了。属于"苹果"体型的人更危险，因为腹部脂肪主要由腹内脂肪和腹腔内脏器周围脂肪构成。腹腔内部的脂肪组织可影响葡萄糖代谢并引起高密度脂蛋白胆固醇和甘油三酯水平的异常。超重或肥胖，尤其腹部肥胖是引发心脏病和脑卒中的主要危险因素。控制体重和体形可明显减少引发心脏病和脑卒中的危险。所以，测量腰围对诊断超重或肥胖更有临床意义。

235. 如何预防肥胖

（1）提高认识：充分认识肥胖对人体的危害，了解各年龄阶段易发胖的知识及预防方法。

（2）饮食清爽：采取合理的饮食方法，尽量做到定时定量、少甜食厚味、多素食、少零食。

（3）加强运动：经常参加慢跑、爬山、打拳等户外活动，既能增强体质，使体形健美，又能预防肥胖的发生。

（4）生活规律：养成良好的生活规律，每餐不要太饱，合理安排和调整好睡眠时间。

（5）心情舒畅：良好的情绪能使体内各系统的生理功能保持正常运行，对预防肥胖能起到一定作用。

$236.$ 有效方便的减肥方法有哪些

（1）合理安排三餐：早餐要吃饱，要注意营养，还可以适当增加蛋白质丰富的豆制品和奶制品。午餐八分饱，可以吃一些新鲜蔬菜、鱼类和瘦肉。晚餐要吃得清淡和容易消化。不要吃夜宵，吃夜宵很容易导致肥胖。

（2）饮食要遵循"三低一无"原则，即低糖、低盐、低脂肪、无酒精。不要吃油炸食品，少吃零食。少喝饮料，多喝水。尽量选择营养健康的食物。

（3）养成定时做运动的习惯。不一定要很剧烈的运动，可以选择一些比较轻松的运动，如慢跑、做操。每天坚持40分钟左右。运动可以提高身体消耗，燃烧脂肪。

（4）不要采用不合理的减肥方式，比如节食。这样更容易产生暴饮暴食的情况。养成定期排便的习惯，让体内的毒素排出去。养成好的生活习惯并坚持，就可以既有效又方便地瘦下来。

237. 通过什么运动方法可以减肥

（1）到户外运动。在户外行走或奔跑比在跑步机上跑步燃烧的卡路里要多出 10%，练习者在户外运动会受到更大的阻力，身体需要消耗更多的热量，比起在跑步机上锻炼，户外跑步可以多消耗 3% ~ 5% 的热量。

（2）重视热身运动。适当的热身运动能提高人的体温，增加脂肪燃烧的活性。运动时身体温度每增高一度，机体细胞会相应增加约 13% 的代谢率。在运动之前做简单到中等强度的至少 5 分钟的热身运动，身体的新陈代谢和热量消耗会获得更大的提高。

（3）每次运动至少 12 分钟。任何运动都会消耗热量，但是要真正达到减肥效果的话，至少需要 12 分钟不间断地运动。

（4）短时间高强度运动消耗的热量更多。短时间高强度运动是一种伴随适度反弹的运动方法，但是在同等时间内，短时间高强度锻炼所燃烧的热量能达到长时间柔和锻炼的 1.5 ~ 2 倍。研究发现，用不同的强度骑自行车，如稍微用力蹬 5 分钟，然后再轻松地蹬 5 分钟，这样持续一个半小时，比一直用力蹬 30 分钟要多消耗 15% 以上的热量。

（5）1 小时的运动，每星期一次。60 分钟的运动比 30 分钟的运动多消耗 5 倍的热量。即没有时间每天运动一个小时，一个星期一次的话，也可以比短时间运动消耗更多的卡路里。

（6）尽量让身体多活动。如果多消耗 350 卡路里的热量，你每年就可以减少 35 磅的体重。每天燃烧 350 卡路里，只需要你打电话的时候站起来听电话，来回踱步，而不是整个人坐在椅子上；不要花太多的时间在电脑旁，多站起来走走；如果路途短的话就用步行去取代其他交通工具。

238. 哪些人需要采用药物减肥

一是超重同时合并有高血压、高血糖、血脂异常、睡眠呼吸暂停综合征等一种以上疾病的人。

二是体重指数超过 28 的肥胖者。

药物减肥必须在医生指导下进行。医生要根据患者的肥胖程度和是否伴有其他疾病来选择治疗方案，使用药物减肥的同时还要有其他减肥措施。长期以来的经验表明，减肥治疗具有一定的风险，减肥过程中如出现某些症状，要在医生指导下做出及时处理。减肥不是一蹴而就的，要根据个人具体情况和医生共同制定减肥的阶段目标。

第三篇

老年安全用药

一、老年人安全用药基本知识

239. 什么是安全用药

安全用药就是根据病情、病人体质和药物的药理、药性等情况适当选择药物，真正做到"对症下药"，同时以适当的方法、适当的剂量、适当的时间准确用药。注意药物的禁忌、不良反应、相互作用等。在疗效相同的药物中可以根据自己的经济情况选择价格适当的药品。这样就可以做到安全、合理、有效、经济用药。

240. 老年人为什么要安全用药

老年人体质与青年人不同，抵抗力相对减弱，多数体弱多病，服药机会多，安全用药特别重要。据统计，65 岁以上的老年人约有 80% 患有心脏病、高血压、糖尿病、肥胖和关节炎等慢性疾病，我国中老年人平均患有 3.1 种慢性病。老年人病多，服药种类亦多，有些药需要终身服用，服药对身体器官造成损害的机会也多。有不少药物不仅能治疗老人的病，也能给老人"造"出许多新病，这些应该引起老年患者的高度重视。

241. 老年人安全用药须掌握哪些原则

老年人由于脏器功能减退而易患各种疾病，因此，根据老年人的特点，用药时应掌握以下六项原则。

（1）剂量适当：老年人肝肾功能有不同程度的衰退，或合并有多器官严重疾病，对药物耐受量低，因此治疗慢性病时一般要从小剂量开始用药，对于年龄较大、体重较轻、体质较差的老年患者，先从成人剂量的 1/10 或 1/5 开始，然后密切观察，以后视情况调整。

（2）种类要少：严格掌握指征，用药少而精，患有多种疾病的老年人在用药时，要注意联合应用药物时的相互作用和可能产生的毒副反应，一种用药起效时尽量不联合用药，尽可能将用药控制在 5 种以下。

（3）最佳时间：不同的药物均有各自的最佳吸收和起作用时间，按规律给药，可以事半功倍。如胰岛素在凌晨 4 ~ 6 点给药，其效果明显；激素在上午 6 ~ 8 时给药，可以提高疗效，减少激素的不良反应；有些铁剂、抗生素、抗肿瘤药，对胃肠道刺激较大，饭后服用可以减轻胃肠不适；健胃药、抗酸药、胃肠解痉止痛药、降糖药、利胆药等药物，则要在饭前服用才能收到良好疗效。

（4）遵从医嘱：老年人不要凭经验和广告用药，也不可道听途说，随便停药换药。慢性病如高血压、糖尿病、冠心病的治疗用药时间较长，大多数都需要终生治疗，个体化用药治疗非常重要，停药换药要在医生的指导下进行。

（5）注意药物不良反应：药物大多有一定的副作用，老年人在选择药物时，要根据自身的年龄、病情及以往有无药物过敏史，慎重选用药物。服药后感到不适，应及时告知家人和医生，必要时需要到医院就诊。

（6）家人监护：老年人常忘记吃药、吃错药，对生活不能自理及记忆力差的老年人，家人要关心和提醒他们用药，防止漏服、重服等现象的发生。

242. 老年人为什么切忌滥用药

老年人滥用药物可以产生药物中毒、药物过量和药物戒断性综合征等不良反应。

用药量超过一般"常用量（治疗量）"时，为药物过量；超过"极量（最大治疗量）"时，可发生药物中毒。如解热镇痛药，当用量偏大或两次用药时间间隔过短时，常造成扑热息痛超量，引起急性中毒，可发生低血糖症、肝肾功能衰竭等症状。有些药物，如吗啡类、镇静安眠药等，经反复多次足量服用后，可产生药物依赖，一旦停药，即会出现全身不适、心悸、出汗、大小便失禁等，甚至可发生痉挛现象，此现象称为"戒断综合征"。

为防止老年人滥用药，防止药物滥用反应的发生，每次用药前应认真进行如下检查：所用药物是否符合病情需要；对所用药物有无过敏反应；有无耐药性；药物剂量、用法是否正确。一旦发生药物中毒或戒断症状，应及时就医。

243. 老年人应慎用哪些药

（1）抗生素类药物：多数老年人肾功能衰退，由于动脉硬化，内耳供血减少，故氨基糖苷类抗生素，如链霉素、庆大霉素、卡那霉素等影响肾功能、听神经及内耳前庭的功能，易产生听力减退、头晕、恶心、走路不稳及肾功能衰退。青霉素如果用量过大，严重时也可产生眩晕、昏迷等症状。患有肾功能不全的病人，四环素最好不用，因可加重病情，促进分解代谢，导致酸中毒，严重者可造成死亡。

（2）麻醉药：老年人对麻醉药有极高的敏感性，药物安全范围小，易引起昏迷、呼吸抑制等，故吗啡、杜冷丁、可待因等，老年人应慎用。

（3）安定类药物：老年人常用安定类药物改善睡眠，稳定情绪，减少焦虑紧张。老年人的肝脏代谢率降低，肾脏排泄功能下降，如连续使用正常人用量，会很快产生依赖性和成瘾性，随之而来的是耐药性的出现，病人会不断增加服药剂量，这就可能发生和加重慢性中毒。安定类药物的蓄积还可使老年人记忆力在短时间内显著减退。

（4）洋地黄类药物：如地高辛、洋地黄毒苷等，可引起心律失常、恶心呕吐等。

（5）非甾体类消炎药：如消炎痛等，可引起心律失常、胃肠道出血、胃肠道症状。

（6）激素类药物：如可的松等，易引起应激性消化道溃疡、二重感染、加速骨质疏松及水钠潴留等。

（7）甲氧氯普胺：长期大量服用，可引起锥体外系统反应、急性肌张力障碍。

244. 什么是老年人药物依赖

老年人身患疾病多，服药时间长，容易发生药物依赖。药物依赖分为心理性和生理性两种类型。

心理依赖性：指某种药物反复应用后，因各种原因停用，老人心理上产生了强烈的不可控制的用药欲望，以求得心理安慰和获得欣快感。可以引起心理依赖性的药物有巴比妥类药和其他镇静安眠药，如安定、眠尔通、利眠宁、水合氯醛等。某些兴奋类饮料，如咖啡因、烈性酒、浓茶等，也可产生心理依赖性。

生理依赖性：指停用某种药物后，产生严重的生理机能障碍。可以产生生理依赖性的药物主要为麻醉性镇痛药，如吗啡、杜冷丁等。其他药物，如常用的止痛药片，一般为复方制剂，多含有咖啡因、非那西丁，滥用也可产生依赖性，甚至出现戒断症状。

245. 老年人如何防止药物依赖

人到老年，身体各系统（如脑、心、肝、肾、肺等）的功能都有不同程度的衰退，因此，老年人对药物的耐受、解毒、排泄和抵抗药物副作用的能力大大降低，易在体内积蓄中毒。老年人如何防止药物依赖？

（1）老年人除必须用药物治疗的疾病外，出现不适症状时，应当尽量利用其他疗法，如饮食疗法、体育疗法、针灸、按摩、推拿、理疗等，以免除药物对机体的危害。

（2）在需要药物治疗时，对有毒性或副作用强的药物，应尽量少用，或改用其他较为安全的药物。比如老年人易患慢性腰、腿、肩、背和四肢关节疼痛，应当避免服用保泰松及吲哚美辛。即便服用一般的解热止痛药，也应注意减量，防止大量出汗而虚脱。

（3）老年人易患便秘和失眠。老年人便秘，可以采取饮食疗法，早起空腹喝半碗淡盐开水，或冲点蜂蜜水喝，多吃蔬菜瓜果和植物油，生活规律，注意多活动，养成定时大便的习惯，基本上可以解除，偶尔急需时，可选用开塞露，尽量不用泻药。老年人失眠不可依赖药物。老年人随着年龄增长睡眠时间逐步减少，不少老年人白天经常打瞌睡，晚上睡眠时间自然会缩短。老年人睡不着，切忌焦虑，实在必要时可以服一次安眠药，一般可以通过适当体育锻炼，注意生活规律，睡前静息排除杂念，就会安然入睡。

246. 老年人如何保管常备药品

大部分家里都有家庭药箱，存放一些药品以备用，尤其是老年人的药品。但是，由于缺少相关知识，保管不当，药品变质和误服时有发生，有的还会引发损害健康的严重事故。因此，懂一点药品保管知识，管好用好药品，是很有必要的。一般应做好以下几点：

（1）老人的药品应有固定的存放地点，如小药箱、抽屉或盒子等，药物应置于通风、干燥处，避免阳光直射。糖浆、滴眼剂应放在冰箱内（4℃左右），但勿放在冷冻层，以免药物变质。

（2）要科学分类。一般原则是内服药与外用药分开，急救药与常规药分开，不同性质的药物分别保存，并用文字清楚标明，避免拿错、误服。

（3）保持药品的包装盒或药瓶上药物名称、作用、用法以及有效期标识清晰，保证老人用药安全。

（4）及时淘汰过期、变质药品。要经常清查药箱，如发现药物过期，药片（丸）发霉、粘连、变色，或药液出现絮状物、沉淀、挥发、变浓等现象，应及时淘汰。

247. 老年人使用非处方药要注意哪些问题

老年人用药的机会比年轻人要多，其中大多是非处方药，因此，正确使用非处方药，对老年人的健康十分重要。

（1）首先要明确用药目的，即"有的放矢"，既要知道自己的病情，又要了解所用药物的作用。不能任意使用药品。

（2）严格按剂量要求，并按时用药。老年人记忆力有所衰退，容易忘记用药，有时，因治疗心切，希望"立竿见影"，往往自行加量，这是非常危险的。有的老人漏服一次药后，下次服药时自行服用双倍剂量，这样很容易发生服药过量，加重原有疾病，造成器官功能损伤。为了做到按时用药，可以用定时钟并写一纸条置于明显位置，提醒自己准时用药。

（3）掌握服药必备知识。内服药片或胶囊时，至少应用半杯温开水（约250mL）送服。此外，有的药片不便整片服用则需要嚼碎或压碎后服用，所有药物都必须按说明书使用，各种控释片、缓释片以及肠溶片等均不可掰碎后服用。

（4）注意药物不良反应。首先要知道自己的药物过敏史，尤其是在使用同类药物时更应谨慎，并留心观察用药后全身变化，如皮疹、瘙痒、红斑、头晕、无力等，一旦出现严重反应，应立即停药就医。

（5）警惕药物相互作用。老年人往往同时服用多种药物，中、西药合用十分普遍，为此，在用药前应向医师或药师咨询。

248. 老年人如何正确口服用药

在家庭用药中，绝大部分是口服用药。为了让口服的药品更好地发挥药效，正确方法是白开水送服。很多老年人服药常常用茶水、牛奶或饮料送服，有的人甚至干咽药片，这些服药方法都应该避免。

（1）用茶水服药，因为茶叶的主要成分除有咖啡因、茶碱、维生素外，还有大量的鞣酸，这些成分可与许多药物发生化学反应生成不溶性沉淀，从而影响药物疗效的发挥。

（2）用牛奶服药，牛奶可破坏肠胃中抗生素从而削弱疗效。

（3）用碳酸饮料或酒精饮料服药，因为肝脏是药物代谢的重要器官，也是分解酒精的场所，若同服会加重肝脏负担，使药物在肝脏蓄积，造成对肝脏的损害。

（4）干咽药片，干咽药片时药片会停留在食管，对食管黏膜产生刺激，甚至会引起食管糜烂和溃疡。

249. 老人服中成药应遵循哪些准则

（1）对症下药。大多数老年患者喜欢服中成药，他们只注意药品名称和自己的疾病，而对药物的组成、功效和适应证是否适合自己的病症表现则了解不透。若药虽对病却不对症，不仅起不到应有的疗效，有时还会适得其反。

（2）正确掌握用法用量，确保安全用药。老年人由于各种器官功能的衰退，对药物耐受力差，个体差异较大，半衰期延长，对于一些含有毒性或药性猛烈的药物，如剂量过大，药力过猛，会伤人体正气，严重的还会威胁到生命。如胆石通胶囊如果超剂量服用，会造成胃黏膜损伤。含乌头类药物的正天丸、金匮肾气丸等，因乌头类中药含有乌头碱等毒性成分，故过量服用易加重肝脏受损，易致药物在体内蓄积，造成毒副反应，重者可引起死亡。

（3）高度重视中成药的不良反应。如山海丹胶囊可引起瘙痒、皮疹；藿香正气水可致过敏性紫癜；银黄口服液可引起药疹等。由于老年患者发生不良反应的概率高于普通成年人，其表现又往往不典型，所以容易延误治疗。

250. 哪些中成药与西药不宜联合应用

（1）中成药金匮肾气丸、六味地黄丸、保和丸、山楂丸和西药胃舒平、小苏打、盖胃平、氨茶碱合用，可造成酸碱失调而失去作用。

（2）中成药防风通圣丸、麻杏石甘片、甘草合剂、咳停片等不能与西药降压0号、复方降压片、心痛定、络活喜等同用，以免抵消西药的降压作用。

（3）中成药山楂丸、保和丸与西药抗生素类合用，可降低酶的活性而丧失药效。

（4）中成药香连丸、小活络丹、川贝枇杷露（膏）与西药阿托品、颠茄、咖啡因同用，会增强后者的生物碱毒性。

（5）中成药冠心苏合丸和西药硝酸盐类同用，能生成含汞离子的有毒沉淀物，使人中毒。

（6）中成药五味子糖浆和西药磺胺类合用，容易引起尿量减少或血尿。

由于老年患者往往身患多种疾病，治疗时更应该注意各种药物间的相互影响，选用药品的种类宜少不宜多。

251. 老年人药物不良反应有哪些主要表现

（1）体位性低血压：当服降压药、抗抑郁药、利尿剂、血管扩张药等药物后，忽然体位变化，可出现头昏、眩晕，甚至晕厥等低血压症状。

（2）精神症状：有些药物服用后可引起老年人的精神病

性症状，常见的如中枢神经抗胆碱类药（苯海索、邻甲苯海拉明等），即使小剂量服用也可发生幻视或妄想等。

（3）耳毒性：影响较大的除有氨基糖苷类抗生素、链霉素外，还有水杨酸类、保泰松、氯喹、奎宁、博莱霉素、普萘洛尔、甲孕酮以及强效利尿剂依他尼酸、呋塞米等。这些药物主要会引起前庭功能受损，可出现眩晕、头痛、恶心和共济失调，耳蜗损害主要症状是耳鸣、耳聋。

（4）尿潴留：老年人患心理障碍疾病多，服用抗抑郁药、抗震颤麻痹的抗胆碱药时，均有可能导致尿潴留。服用这两类药应严格控制剂量。此外，服用强效利尿剂（如速尿、利尿酸），也可使患有前列腺增生症等的老年人出现尿潴留。

252. 老年人为何容易发生药物不良反应

（1）老人用药繁多：据统计，85% 的 75 岁以上患者需长期用药维持，34% 的老年人每天服用 3~4 种药物，最常用的有镇静药、利尿剂、抗焦虑与抗抑郁药、安眠药和洋地黄等，这些药物大多都有较明显的副作用。

（2）老年人因病多服药多，机体免疫功能也较差。当血药浓度水平增高时，容易发生药物过敏等不良反应。

（3）人体内自稳恒定机制的功能随年龄增长而减弱。老年人中枢神经对药物的敏感性增强，易受外来物质（包括药物）的干扰，药物效应相对增强，易产生副反应。

（4）老年人对药物治疗的依从性差，依从性系指谨慎地遵照医嘱服药。据调查，老年人不遵照医嘱服药者达60%，产生原因可能与记忆力减退、对药物了解不够或忽视按规定服药的重要性有关。

253. 老年人如何预防药物不良反应

（1）用药要少而精：治病不要面面俱到，老年人病多也要分清疾病的主次，先治疗主病和急病，以少而精的原则用药。用药杂，在体内会产生拮抗作用，降低疗效，还易出现药物不良反应。

（2）剂量宜从小到大：老年人对一些药物敏感性高，尤其是一些需长期服用的药物，更应严格控制剂量。最好从常规剂量的一半开始服，逐渐加大，至出现疗效即不再增加。

（3）避免突然停药：如降压药、降血糖药及一些激素类药，在未经医生同意的情况下，不要擅自突然停药。否则可引起血压或血糖升高，有时会导致恶心、呕吐、发热等症状，使病情反复或加重。

（4）能口服的不用针剂：口服药相对安全，出现不良反应也较轻。针剂导致不良反应大多症状较重，给抢救带来困难。静脉给药尤其要慎重。

（5）按时间服药：药物说明书上明确标明何时服药，如饭前、饭后或睡前服等，要严格遵守。因为有些药物与服用时间密切相关，忽略这点不仅直接影响疗效，而且会产生毒副作用。

二、高血压患者安全用药

254. 降压药物应用的基本原则是什么

（1）小剂量。绝大多数患者需要长期甚至终身服用降压药。小剂量开始有助于观察疗效和减少不良反应。如效果欠佳，可逐渐增加剂量。达到血压目标水平后尽可能用相对小而有效的维持量以减少副作用。

（2）优先应用长效制剂。尽量使用一日一次而具有 24 小时平稳降压作用的长效制剂，以有效控制全天血压与晨峰血压，更有效地预防猝死、脑卒中和心肌梗死等心血管事件。中、短效制剂，每天需服药 2～3 次，易漏服或错服，导致血压波动较大，心血管病风险增加。

（3）联合用药。约 70% 的患者需联合应用两种或两种以上作用机制不同的降压药才能降压达标。降压药物小剂量联合，具有降压机制互补、降压疗效叠加和减轻不良反应的特点。

（4）个体化。药物治疗期间，尤其是在开始服药或调药期间，需要密切监测血压，根据患者具体情况和耐受情况，选择适合自己的降压药。

（5）规律服药。切忌频繁换药、服药不规律、随便停药。

255. 常用降压药物的种类有哪些

常用降压药包括二氢吡啶钙离子拮抗剂（CCB）、血管紧张素转换酶抑制剂（ACEI）、血管紧张素Ⅱ受体拮抗剂（ARB）、利尿剂、β受体阻滞剂五类及SPC（单片固定复方制剂）。仅受体阻滞剂如特拉唑嗪适用于伴前列腺增生的高血压患者，不作为高血压治疗的首选药。

256. 老年人高血压如何选择降压药物

根据老年人高血压的特点，在进行抗高血压治疗时应有别于中青年高血压。如果血压较高时，可选用二氢吡啶钙离子拮抗剂（CCB）。常用的长效钙拮抗剂有硝苯地平控释片、硝苯地平缓释片Ⅲ、氨氯地平、左旋氨氯地平、非洛地平、拉西地平。中效钙拮抗剂，一般每天2次，早晚服用，常用的有尼群地平、硝苯地平缓释片（Ⅰ、Ⅱ）。短效CCB有硝苯地平，每天口服2~3次。另外，噻嗪类利尿剂也适合老年高血压患者。

CCB的不良反应：个别患者会出现头痛、面部潮红、下肢水肿、心慌等不良反应。短效制剂（如硝苯地平）可引起心动过速，因此建议选择长效制剂。联合小剂量利尿剂或ACEI/ARB，可以减轻下肢水肿。极少数患者会出现牙龈增生。心力衰竭、基础心率较快的患者或合并房颤或其他类型心律失常的患者，最好不要单独使用二氢吡啶钙离子拮抗剂。

257. 高血压患者需不需要经常换药

如果患者血压控制良好、没有出现副作用，则不用换药。降压药不存在耐药性，药物最好就是安全、有效、价格便宜，这就是最适合患者的药物。除了出现以下症状，一般不主张换药。

（1）患者用药后随着季节的变化，或者各种因素的影响，血压出现波动。

（2）出现了从未出现的副作用，如脚部浮肿、心动过速、肾功能下降等。

（3）药物价格太贵等患者无力承担的现象。

258. 老年人如何看待降压药的副作用

一些老年高血压患者担心药物的副作用，只要无症状，就不愿意服药，看药品说明书有副作用就不敢服药，出现了不良反应后就自行停药、换药。这些都是错误的做法。如何看待降压药的不良反应呢？

（1）任何一种降压药都有不良反应。药品说明书上列举的不良反应，是临床上长期应用该药发现的各种不良反应的总结，仅占 1%～5%，并不是每个患者在用药后都会发生。

（2）一些比较严重的不良反应仅在特定的条件下才会发生。如 β 受体阻滞剂只有哮喘体质的人才会诱发哮喘发作，一般人不会出现哮喘。

（3）降压药的不良反应均是可逆的，停止用药后不良反应可逐渐消失。有些降压药的不良反应还可以通过联合用药来抵消。如长期服用钙拮抗剂可出现踝部水肿,联合小剂量的血管紧张素受体拮抗剂或利尿剂即可消除水肿,并能增强药物的降压作用。

高血压不控制所带来的危害是严重的,甚至是致命的,降压药的益处是非常明确的。只要在医生的指导下合理用药,一般都是安全的,可长期应用。

259. 高血压脑出血后用药应注意什么

高血压脑出血后在一定时间内脑供血是不足的,此时要缓慢降压。脑出血后或者收缩压长期超过 180mmHg 禁止使用阿司匹林,当收缩压控制到 160mmHg 以下再考虑使用。近年来高血压合并脑出血比较少见,如果发现首先要缓慢控制血压,监测血压,暂时停用阿司匹林,最后功能锻炼,服药首选钙离子拮抗剂。

260. 老年收缩期高血压用哪些降压药为好

收缩期高血压的降压治疗,可选用钙离子拮抗剂、ACEI或利尿降压药。钙拮抗剂如硝苯地平、尼群地平、尼莫地平等有良好的降压效应,且副作用少,对老年患者更易达到较高的血药浓度,能恢复受损的肾功能,可明显降低脑卒中的发生率。卡托普利等 ACEI 降压药疗效确切,易耐受,能改善与四肢的供血,逆转或消退左心室肥厚。

收缩期高血压发生脑卒中、冠心病、心力衰竭较舒张压升高危险性更大，与原发性高血压一样是诱发心肌梗死的重要危险因素。随着老年收缩压的不断升高，心血管疾病患者的发病率与病死率不断上升，因此，收缩期高血压老年人应高度注意。

261. 老年高血压患者在治疗过程中要注意哪些问题

（1）老年高血压患者多有动脉硬化，因此切忌急剧降压和血压大幅度波动，以免影响重要脏器的血供，诱发肾功能不全、心绞痛、心肌梗死和脑血管意外。

（2）老年人的心肌收缩力和窦房功能减弱，应避免单独使用具有抑制心肌收缩力和影响心脏传导的降压药。

（3）老年人多有肾功能硬化和不同程度肾功能衰退，降压药应控制剂量在常规用量的 1/2 ~ 2/3，对肾有损害的药物也应避免使用。

（4）老年人脑神经功能较差，应尽量避免使用交感神经节阻滞剂，并应注意直立性低血压。

（5）尽量避免使用强烈髓袢利尿剂，以免造成水电解质紊乱。

262. 老年高血压患者如何服用降压药

（1）服用降压药，一定要在内科医生指导和监控下进行，擅自调整剂量或更换用药不可取。

（2）坚持按医嘱用药，一次也不能忘记，即使血压已降至正常，症状完全消失，也应每天坚持用药。

（3）讲究服药时间，如果每天只服 1 次药，以早晨 7 点为最佳服药时间；如每天需 2 次，则以早晨 7 点和下午 3 点为好，一般降压药不宜在夜晚服用。

（4）老年高血压患者服用药品，以缓慢降至收缩压低于 140mmHg、舒张压低于 90mmHg 为宜，有时降不到理想标准，但降一点就有一点好处，越接近正常越好。

（5）服用药物时应定期监测血压水平，一般以每星期测量 2 次为宜，如血压波动很大，应在每次服药前测量一次血压。

（6）正在服用降压药者，合并有其他疾病，就诊时告诉医生，避免用药不当而产生相互作用。

263. 哪些药物会引起高血压

（1）抗抑郁药物，三环类，如多塞平；5 - 羟色胺、去甲肾上腺素和多巴胺的再摄取抑制剂，如文拉法辛；二环类、四环类抗抑郁药，如麦普替林；单胺氧化酶抑制剂，如吗氯贝胺等。

（2）激素类药物，如泼尼松、地塞米松、甲睾酮或丙基睾丸素等。甲状腺激素类药物能兴奋人的神经系统，从而使人的血压升高。

（3）止痛药，如消炎痛、炎痛喜康等。

（4）其他能引起高血压的药物，如麻黄素、肾上腺素、去甲肾上腺素、利他林、多塞平及中药甘草。

此外，患者突然停用某些降压药物如心得安、氯压定、甲基多巴等，也是血压突然升高的原因之一，有时还可导致心率明显加快、恶性心律失常等严重后果。因此，服用这些药物的患者，当血压已得到控制时，可逐渐减少用药剂量，切忌骤然停药，以免产生不良后果。

三、冠心病患者安全用药

264. 冠心病患者安全用药的原则是什么

（1）减少用药剂量。老年人用药应从小剂量开始，然后逐渐达到个体的最适剂量，一般用量为成人的 1/2 或 3/4。一些药物为了能快速起效（如胺碘酮、利多卡因）可以用成年人的剂量下限。

（2）减少用药种类。联合用药时，各药之间常有相互作用，如果用药不合理，不但不能治病，有时还会致新病。临床上有"五种药物原则"一说，就是同时用药不能超过5 种。

（3）受益原则。老年人药品不良反应发生率高、危害大，因此应在医生的指导下权衡利弊，保证药物有益。例如一些老年人有心律失常，但无器质性病变和血流动力学改变，发生心源性猝死的可能性很小。而长期使用抗心律失常药物可能发生药物性心律失常，增加死亡风险，故得不偿失，此类病人尽量不用或少用抗心律失常药物。

（4）择时原则。药物的服用时间能提高老年人的药效。如劳力性心绞痛多在上午发生，应在晚上加服β受体阻滞剂、钙拮抗剂或硝酸盐药物。

（5）观察用药反应，注意鉴别与疾病本身相混淆的药物所致副作用。了解用药目的及用药规律。

265. 冠心病患者应该随身携带什么药

心绞痛患者应随身携带硝酸甘油、消心痛、硫氮唑酮、氨酰心安、安定和心痛定等药。如有心绞痛发作即含服1片硝酸甘油。硝酸甘油片1~5分钟生效，为防止短时间内心绞痛复发，可随后再口服1片心痛定，5分钟内即开始降压，可持续4~6小时。如为典型劳力性心绞痛发作并伴有血压升高、心率增快，而无心衰及传导阻滞等，可服用氨酰心安1/4或1/2片；如心绞痛发作多在休息状态下，则考虑与冠状动脉痉挛有关，可口服硫氮唑酮；如患者心绞痛发作与激动等因素有关，可口服安定2.5mg。

266. 冠心病患者如何掌握好服药时间

冠心病患者服药不能想起来服，想不起来就不服。什么时间服药好，是根据不同疾病和药物的不同性质决定的。具体的服药时间，要根据医嘱或说明书，不可随意服用。

服药的时间有如下要求：空腹服药通常在清晨起床后；饭前服药指饭前30分钟；饭中服药指吃饭的同时服药；饭后服药指饭后15~30分钟；睡前服药指睡前15~30分钟。

此外，有些药物的服用时间有特殊要求，服用时间比较严格，如抗心律失常药、降血压药都要求按小时服，如每 6 小时、每 8 小时或每 12 小时服 1 次。还有的是需要时服 1 次，不需要时就可以不服了。更特殊的有单独服用方法，一定要按医嘱服药。

267. 冠心病老人用药有哪些禁忌

（1）心绞痛发作时忌直立含药。心绞痛发作时，应立即在舌下含一片硝酸甘油或嚼碎后含在舌下，含药时不能站立，以免突然晕厥而摔倒，应坐靠在宽大的椅子上。

（2）伴有低血压、心动过缓、肺心病、慢性支气管炎、心功能不全、哮喘的冠心病患者，忌用或禁用心得安。因为心得安兼有降血压和抗心律失常的作用，只适合伴有高血压或心动过速的冠心患者。

（3）长期服用心得安的冠心病患者，不可骤停服药，否则引起"反跳"，加剧心绞痛，甚至发生心肌梗死。

（4）心动过速者忌用心宝丸，心动过缓者忌服活心丸。

（5）伴有肝病的冠心病患者，忌用心得安、心得平、噻马心安等。

（6）忌自作主张随意联合用药。在临床上发现，心得安合并异搏定，可发生心动过缓、低血压、心衰，严重者甚至心脏骤停；洋地黄和异搏定合用，则可发生猝死。

（7）忌自作主张随意加减药量。有些患者治病心切擅自加量，结果反而欲速则不达。如硝酸甘油是缓解心绞痛的速效药，个别患者因一次含服不见效，就在短时间内连续服好几片乃至十多片，结果不仅疗效不佳，反而疼痛加剧。因为，任意加大硝酸甘油量不仅产生耐药性，而且还直接造成冠状动脉痉挛。

（8）伴有青光眼的患者，慎用或忌用亚硝酸甘油。

268. 老人心绞痛个体化用药有哪些

心绞痛是由于冠状动脉供血不足导致心肌缺血、缺氧而引起的一种疾病。防治心绞痛除避免各种诱发因素外，还要根据患者的病情合理用药，只有如此，才能取得最佳疗效。

（1）剂量个体化。抗心绞痛药物的剂量范围较宽，患者的个体差异也较大，因此用药时宜先从小剂量开始逐渐增加，直至达到最佳疗效而无明显不良反应为止。

（2）合理选用药物。心绞痛患者用药时，要考虑其是否伴有并发症，如伴有房颤、心动过速，可选用心得安，如伴有心动过缓，可选用消心痛、硝苯吡啶等，合并心功能不全，可选用硝酸甘油等。

（3）注意服药时间。心绞痛的高发时间多在晨起时或洗漱时，此时冠状动脉的张力比下午高，因而易引起血管收缩，使心肌供血量降低，因此，心绞痛患者应在起床前服药，以免发生不测。

269. 如何正确使用硝酸甘油片

（1）必须含于舌下。舌下含化硝酸甘油是缓解心绞痛的最佳给药途径。心绞痛急性发作时，患者应立即将硝酸甘油含于舌下。硝酸甘油不能吞服，这是因为吞服的硝酸甘油在吸收过程中通过肝脏，在肝脏中绝大部分的硝酸甘油被灭活，使药效大大降低。而把硝酸甘油含在舌下，生物利用率可高达80%。

（2）需防低血压。舌下含化硝酸甘油应采取坐位，最好是靠坐在沙发或其他宽大的椅子上。不主张躺着、站着含药，这是因为硝酸甘油具有扩张血管的作用，平卧位时会因回心血量增加而加重心脏负担，影响疗效；站位时由于心脑供血不足易出现晕厥。硝酸甘油能使脑压和眼压升高，青光眼、脑出血患者应谨慎使用。

（3）防意外。硝酸甘油可以预防性使用。冠心病患者在预知肯定会用力或参加剧烈活动前，可先含硝酸甘油，以避免心绞痛发作。例如，在餐后、大便时，患者很容易出现心绞痛，可在进餐时和大便前先舌下含服硝酸甘油以预防发作。

（4）反复开盖，易致硝酸甘油无效。硝酸甘油的有效期一般为1年，如果患者每天反复开盖取药，药物受温度、湿度和光线影响，可使有效期缩短至 3～6 个月。因此，每次取硝酸甘油时，应快开、快盖，用后盖紧，随身携带的硝酸甘油更要及时更换。

270. 如何正确服用心痛定

心痛定，通用名为硝苯地平，作为一种短效钙离子拮抗剂类降压药物，在临床上已经使用了 30 多年。该药不仅具有理想的降压效果，能降低中风和心血管病的发生率，而且能降低高血压患者的病残率和死亡率。

患有心绞痛或心肌梗死的高血压患者，倘若需要使用钙离子拮抗剂，应尽可能选择长效制剂。临床实践证实，长效钙离子拮抗剂对心血管疾病患者有安全性和有效性，尤其对老年人的单纯性收缩期高血压（收缩压大于140mmHg、舒张压小于90mmHg）更为有效。当患者血压波动或显著升高时，舌下含服硝苯地平15~30分钟内，血压便会明显下降。

对于服用硝苯地平后产生轻度踝部水肿的患者，可以通过减少钠盐的摄入量来减轻。必要时，可以间歇性服用少量利尿剂，如双氢氯噻嗪等，这类药物还具有协同降压的作用。对于服用硝苯地平后心率显著加快、血压控制不理想的患者，可加用受体阻滞剂，如倍他乐克等，既能减轻心率，又能协同降压。对于不能耐受硝苯地平副作用的患者，则可改用长效钙离子拮抗剂或其他类型的降压药物进行治疗。

271. 如何正确服用速效救心丸

一些有冠心病病史的老年人，在感胸闷不适时会闻一闻速效救心丸，以为这样会有治疗作用，其实这种使用方法是不正确的，也不可能达到应有的治疗作用。其正确的服用方法是舌下含服。舌下布满丰富的毛细血管并具有适宜的温度，能使滴丸在比较短的时间内迅速融化，被血液吸收，起到增加冠脉血流量、缓解心绞痛的治疗作用。

速效救心丸主要由川芎、冰片等中药材组成，具有行气活血、祛瘀止痛的作用。该药可用于冠心病、心绞痛的急救，也可长期应用，用作预防。

用法与用量：舌下含服，一次 4~6 粒，一日 3 次；急性发作时，一次 10~15 粒。

272. 哪些防治冠心病的药物易引起停药反应

一些防治冠心病的药物服用后一旦突然停用症状会加重，应引起重视。

（1）硝酸酯类药：如舌下含化硝酸甘油每次 0.4~0.8g，停药后一般不会出现停药反应。内服硝酸酯类药每次 20mg，每日 3 次，若连服 2~3 周后骤然停药，便可引起血压升高、心动过缓，并可诱发心肌缺血而导致心绞痛发作、心肌梗死和猝死。因此。长期服用硝酸酯类药后，必须逐渐减小服用剂量或减少服用次数，方可缓慢停药。

（2）硝苯地平：钙离子拮抗剂，用于降血压、抗心绞痛。如果长时间服用该药后突然停药，患者可产生呼吸困难、心律失常、血压升高、肺水肿等高血压危象症状。因此，长时间服用硝苯地平的患者，停药也必须逐渐减量。

（3）β 受体阻滞剂：适用于心绞痛合并心动过缓的患者。如果长时间使用该药后突然停药，会出现心绞痛加重或心肌梗死。因此，停药前也必须逐渐减量。

273. 哪些老年人需要服用阿司匹林

国际上公认小剂量阿司匹林对预防心脑血管病和降低心

肌梗死发生率有重要意义。

（1）哪些老年人需要服用阿司匹林？患高血压、高脂血症、糖尿病、肥胖症和有吸烟及心血管病家族史等危险因素的中老年人适合长期服用阿司匹林。既往患有心肌梗死和脑梗死的患者需要长期服用阿司匹林。

（2）阿司匹林怎样服用？服用阿司匹林以小剂量为宜，每日 50～100mg（大多推荐每日 75mg），一般每日 1 次，每次不超过 100mg，长期服用最为适宜。这样既可达到最佳的预防作用，又可使药物的毒性反应减到最小。

（3）服用阿司匹林时需要注意什么？长期服用阿司匹林可抑制肝脏凝血酶原合成。一旦发现皮肤瘀斑和出血，刷牙时经常出血或鼻腔出血，应想到可能是该药所致，要及时诊治；凡患有胃及十二指肠溃疡或肝硬化，食管静脉曲张和脑溢血者，应禁服阿司匹林；长期服用阿司匹林者，在施行手术之前，应暂停服用一段时间；有哮喘病史，对阿司匹林有过敏史者，应慎用。

四、脑血管病患者安全用药

274. 脑血管病用药的原则是什么

脑血管病用药原则是针对脑血管病的病因和疾病的不同阶段制订个体化的药物治疗方案。以老年患者动脉粥样硬化脑梗死为例，急性期在发病 3～4.5 小时以内可以采用重组组织型纤溶酶原激活物进行静脉溶栓治疗，病情稳定进入恢复期可以采用控制血压、抗血小板、降血脂等药物减少复发风险。

275. 缺血性脑血管病最主要的治疗药物有哪些

（1）超早期（发病 4.5 小时以内）：①采用溶栓治疗，常用药物有阿替普酶。②必须在发病 3 小时内使用。③注意事项：溶栓治疗同时应给予胃黏膜保护剂；溶栓前可静滴低分子右旋糖苷或 20% 甘露醇注射液；监测治疗前、中、后的血压变化；一般出血均发生于溶栓后 24 小时。

（2）急性期（发病 48 小时内）：①抗凝治疗，常用肝素，肝素抗凝治疗的适应证有短暂脑缺血发作、脑血栓形成和脑栓塞；②抗血小板聚集药，常用阿司匹林；③降脂药物，如他汀类药物（常用的有阿托伐他汀等）；④降低纤维蛋白原，如巴曲酶注射液等；⑤脑保护药，如依达拉奉、胞磷胆碱、脑蛋白水解物等；⑥对症脱水减轻脑水肿药物，如 20% 甘露醇等。

（3）恢复期：可用阿司匹林等预防复发。

276. 什么时候用抗血小板药？如何服用

（1）急性缺血性卒中：①对于不符合溶栓治疗适应证且无禁忌的急性缺血性卒中患者应该在发病后尽早进行抗血小板治疗。使用阿司匹林，100～300mg/d，2～4 周后调整为二级预防，长期服用 75～150mg/d；②溶栓治疗的剂型缺血性卒中患者，应该在溶栓治疗24小时后使用抗血小板药阿司匹林100~300mg/d；③不能耐受阿司匹林者，可选用氯吡格雷等抗血小板药物替代阿司匹林。

（2）非心源性缺血性卒中或短暂性脑缺血（TIA）二级预防：①使用阿司匹林75~150mg/d，或阿司匹林与双嘧达莫复方制剂，或氯吡格雷75mg/d；②对于有中度出血并发症危险的患者，建议阿司匹林使用低剂量，50~100mg/d；③对阿司匹林过敏的患者可使用氯吡格雷。

（3）心源性缺血性卒中和TIA二级预防：①对于伴有心房颤动的心源性缺血性卒中和TIA患者，应长期口服抗凝剂治疗；②有使用抗凝剂禁忌证的患者，可用阿司匹林75~325mg/d。

277. 服用阿司匹林期间，具有哪些症状的患者需要警惕消化道损伤

阿司匹林作为经典的抗血小板聚集的药物，属于非甾体抗炎药，消化道症状是其常见不良反应之一。临床上，服用阿司匹林的患者如出现胃部不适、呕吐咖啡样胃内容物，或出现腹痛、黑便等不适，应尽快就诊，查胃潜血或便血，确定是否出血。

278. 脑血管病患者用药注意哪四个要点

（1）两类降压药慎用：一是利尿剂，冬季人们的饮水量

相对减少，若大剂量使用利尿剂，人体大量失水，血液高度浓缩，血液黏稠度增加，会增加中风的风险；二是镇静剂，许多患者血压升高时，常伴有精神紧张，需使用适量镇静剂辅助治疗，但若使用大量或强效镇静剂，如氯丙嗪、水合氯醛等，会使血压短时间内急剧下降，从而诱发中风。

（2）适当增加药量：天冷时，血管收缩，但血管中的血容量不会变化，因此血压升高。所以高血压患者在冬季时，降压药的用量要适当增加，这样才能控制好血压。此外，相当一部分患者出于经济原因，服用短效降压药，这类药一天吃 3 次，而维持血压的时间只有 1～2 小时，因此会造成血压忽高忽低，诱发脑出血的发生。

（3）小剂量联合降压：如果某种降压药物已达最大剂量，应加用另一种降压药，而不应继续增加剂量，以免增加其不良反应。临床上常用的 β 受体阻滞剂、钙离子拮抗剂和血管紧张素转化酶抑制剂都可根据具体情况加用。

（4）服药时间个体化：要密切监测血压，早起一次，早、中、晚饭前饭后 1～2 小时内各测量一次，通过监测了解自己的血压变化情况，找到血压最高点。一般人的血压最高值在上午 9～10 点，但由于个体差异，也有的人高压点在中午或者午后。

279. 便秘的脑血管病患者如何使用通便药

（1）便秘的脑血管病患者不能长期单独使用某一种泻药，以免停药后不能恢复排便功能；

（2）不要服用刺激性泻药，如大黄、芒硝、果导片等；

（3）不用或少用易引起便秘的药物，如可待因、铁剂、铝剂、钙剂等；

（4）慎用能抑制胃肠蠕动的镇静剂，如阿托品、颠茄、山莨菪碱等药物。

280. 哪些药会引起中风

近几年临床研究发现，有些药物使用不当可导致中风。引起中风的常见药物有以下几种：

（1）降压类药物。有些高血压患者由于降压心切，超量服用，或自己做主同时服用多种药物，致使血压在短时间内急剧下降，结果使脑部供血不足，血流缓慢，血液易于凝集。这对于已有脑动脉硬化、动脉内膜表面粗糙不平的中老年人，则很容易发生脑血栓堵塞血管，导致缺血性中风。因此，使用降压药治疗高血压，切不可操之过急，必须遵循医生的意见。

（2）利尿类药物。常用的利尿药，如速尿、双氢克尿噻等，可直接作用于肾脏，促进水和电解质的排出。若中老年人使用剂量过大或时间过长，尿液排出就会增多，易使体内水分大量丢失，可导致血液浓缩，易致脑血栓形成。

（3）解热镇痛类药物。高热患者往往用解热镇痛类药物，如阿司匹林、安乃近、扑热息痛等退热。这些药物使人体大量出汗增加散热而使体温下降。但大量出汗失去水分，尤其是伴有呕吐、腹泻的中老年人，发汗后机体严重缺水，造成血液浓缩，促使脑血栓形成。

（4）止血类药物。中老年人发生出血性疾病时，常应用止血敏、止血芳酸、安络血、6－氨基己酸等止血药。这些药物虽然有止血作用，但过量使用易引起血栓形成，阻塞脑血管，导致脑中风。特别是脑动脉硬化、血脂偏高的中老年人，更容易形成血栓。因此，有血栓形成倾向的患者应禁用或慎用此类药物。

（5）抗凝类药物。心脏瓣膜病已行机械瓣置换术或有心房颤动的患者，常常需要长期甚至终身服用抗凝药，如华法林等。若抗凝药用量过大，则容易引起脑出血。因此，在服用抗凝药期间，一定要注意监测凝血功能，以防发生意外。

（6）镇静类药物。许多镇静、安眠药物，如氯丙嗪、水合氯醛等，在起镇静作用的同时，也可抑制心脏，扩张血管。若使用不当，特别是超量应用时，可引起血压下降，影响大脑血流量，形成血栓，堵塞血管而发生中风。

（7）滋补保健类中药，如人参等。患有高血压、高血脂、糖尿病及体质虚弱的中老年人若长期、大量服用，有造成脑血管意外的可能。故中老年人不可盲目进补，需要时应在医师指导下使用。

281. 脑出血患者能否用硝酸甘油降压

脑出血患者血压的升高，有三种因素：

（1）本来就有高血压；

（2）急性颅内压增高引起高血压；

（3）急性颅内出血有剧烈头痛引起反射性高血压。

总之，脑出血后血压过高且波动，不利于止血，有促使再出血的可能，适当降低过高的血压，是治疗脑出血的关键。如果血压降得过高或过低，会影响脑血运，加重脑缺氧、脑水肿。硝酸甘油主要药理作用是通过释放一氧化氮松弛血管平滑肌，引起血管舒张。硝酸甘油舒张全身动静脉，以舒张小静脉为主。对于颅内血管也是同样的作用，所以硝酸甘油如果用在脑出血患者身上，会使颅内压更高，进一步加重脑水肿，甚至形成脑疝。因此硝酸甘油是禁用于脑出血的。

282. 血脂低于正常值是否使用降脂药

对于脑血管病患者，即使血脂不高，也应使用降脂药。阿托伐他汀钙片除降脂外，还有稳定斑块的功能。若血管内有不稳定斑块，斑块有脱落的风险，脱落的斑块在血液循环中易堵塞血管，造成栓塞。服用阿托伐他汀钙片可稳定斑块，使斑块萎缩、稳定、不易破裂，防止斑块脱落造成的栓塞。所以，血脂低于正常值时，可以使用降脂药。

283. 口服他汀类降脂药注意事项有哪些

长期使用他汀类降脂药总体是安全的，但对其主要不良反应也应该知晓。

（1）他汀类降脂药可能对肝功能有影响，治疗前、治疗开始后12周应检查肝功能。通常肝酶异常发生在治疗开始后的3个月内，用药期间应注意。

（2）个别患者出现肌肉疼痛。肌肉疼痛不良反应一般发生在用药 3～30 天内。他汀类降脂药引起肌肉疼痛的原因与这类药可以引起横纹肌溶解症有关。因此老年人在使用时，如出现肌肉疼痛，应及时告知医生。另外在服用时注意联合用药，如伊曲康唑、酮康唑、红霉素、克林霉素、吉非贝齐、环孢素、达那唑、胺碘酮、维拉帕米、地尔硫卓。

284. 在家中接受康复治疗的脑血管病患者突然发热，是否应立即服用退烧药

在家中接受康复治疗的脑血管病患者突然发热，不要立即给予退烧药，要及时送医院检查。如果自行服用退烧药，就掩盖了疾病现象，不利于医生诊断。另外，退烧药往往会使患者出汗，脑血管病患者如果出汗太多会导致血容量不足、血液黏稠，从而导致脑血流低灌注，诱发脑梗死。

五、糖尿病患者安全用药

285. 老年糖尿病用药原则有哪些

（1）避免首选作用强的降糖药。老年糖尿病患者多属 2 型糖尿病，多数病情较轻，若单纯饮食和运动治疗达不到要求，在选择口服降糖药时，避免首选作用强且作用持续时间

长的降糖药，以避免低血糖。

（2）口服降糖药疗效低改用胰岛素。对疗程长的老年糖尿病患者，如果已经出现对口服降糖药疗效减低或已有明显的糖尿病并发症，宜尽早改用胰岛素。

（3）注意检查肝、肾功能。选择降糖药时，要考虑老年人是否患有肝、肾方面的疾病，用药过程中，要注意检查肝、肾功能。

（4）注意低血糖。老年人对低血糖耐受差，后果严重，血糖控制标准较一般人宽松一些，空腹血糖＜140mg/dl（7.8mmol/L），负荷后 2 小时血糖＜200mg/dl（11.1mmol/L）即可。

（5）在医生指导下进行降压和调脂治疗。

286. 常用降糖药有哪些

（1）磺酰脲类胰岛素分泌促进剂，代表药有格列本脲、格列吡嗪、格列齐特、格列美脲、格列喹酮等。

（2）非磺酰脲类胰岛素分泌促进剂，代表药有瑞格列奈和那格列奈。

（3）双胍类降糖药，代表药为二甲双胍。

（4）α-糖苷酶抑制剂，代表药为阿卡波糖。

（5）胰岛素增敏剂，代表药为吡格列酮、罗格列酮等。

（6）二肽基肽酶-Ⅳ（DPP-Ⅳ）抑制剂，代表药为西格列汀、沙格列汀。

287. 老年人什么时间口服降糖药

（1）格列美脲早餐前或第一次主餐前即刻给药。格列吡嗪、格列齐特、格列喹酮应餐前 30 分钟服用。服用期间避免饮酒，以免造成低血糖。因为乙醇可增强磺酰脲类降糖药的降糖作用。

（2）瑞格列奈、那格列奈，这类药主要通过刺激胰岛素的早期分泌而降低餐后血糖，具有吸收快、起效快和作用时间短的特点。这类降糖药通常在餐前 15 分钟内服用。常见不良反应是低血糖和体重增加，服药期间应注意低血糖的发生。患者应携带糖块和饼干，出现低血糖症状时及时服用。

（3）双胍类降糖药。进餐时服用，如有胃部不适可以改为饭后服用。服用双胍类降糖药时避免饮酒，以免造成低血糖或乳酸中毒。长期服用二甲双胍应定期检测肾功能。既往有乳酸中毒患者慎用。

（4）阿卡波糖，正确的服药时间是餐前即刻整片吞服或与前几口食物一起咀嚼服用。阿卡波糖本身不会引起低血糖，但如果与磺酰脲类及双胍类合用，可能会引起低血糖，故需注意监测低血糖发生。

（5）吡格列酮、罗格列酮等，每日服用一次，服药与进食无关，如果出现偶尔漏服的现象，第二天不需要加倍服药。

（6）西格列汀、沙格列汀等，每日服用一次，服药与进食无关。

288. 正确使用胰岛素的方法是什么

　　胰岛素的使用应该根据医嘱选择合适的剂型、剂量和注射时间。注射部位应选择皮肤比较松的部位，如上臂、大腿、臀部及腹部等，注射部位要轮流交替，两周内同一个部位不能连续注射两次，每次注射部位应与上次注射的部位间隔一定距离。不同的部位胰岛素吸收由快至慢，依次为腹部、上臂、大腿、臀部。预混胰岛素使用前应慢慢颠倒 8 ~ 10 次，使笔芯中的药液混合均匀。

289. 如何存放胰岛素

　　尚未使用的胰岛素存放在 2 ~ 8℃的冰箱内，不要太接近冷冻室，避免冷冻，因为胰岛素冷冻后会变性，失去生物活力。冷冻结冰的胰岛素不能再解冻使用。笔芯应在包装盒内避光保存。

　　胰岛素笔芯放入胰岛素开始使用后，建议不要存放于冰箱中。如室温超过30℃，可存放于冰箱，但需在每次使用前恢复室温。如果是混悬产品，再次使用时，应混匀。

290. 老年糖尿病患者如何使用胰岛素

　　老年糖尿病患者绝大多数为 2 型糖尿病，其自身尚保留有一定的胰岛素分泌功能，再加上老年人肾功能往往减退，胰岛素经肾脏降解和排泄减少，因此，老年糖尿病患者的胰岛素用量不宜过大，否则，很容易发生低血糖，而低血糖发生在老年人身上是非常危险的，可以诱发急性心脑血管事件，导致昏迷乃至死亡。

鉴于老年人对低血糖的感知性低、耐受性差，故对老年糖尿病患者的血糖控制标准宜适当放宽，以空腹血糖＜7.8mmol/L，餐后 2 小时血糖＜11.1mmol/L 为宜。

291. 老年人如何避免低血糖症

（1）合理使用胰岛素。胰岛素可以根据其作用时间的长短，分为长效、中效和短效。胰岛素剂量的多少最好请医生根据病情、食量等合理调整。除剂量外，还要注意作用时间。使用普通胰岛素，应在进食前 15 分钟用药，但最早不能超过食前 30 分钟，否则可能发生低血糖。如使用中效或长效胰岛素，不应在夜间空腹时用药，否则可能发生夜间低血糖。如使用短效和中长效胰岛素，更应注意二者重叠作用的最强作用时间，不要在空腹或夜间用药，以免引起低血糖。

（2）注射混合胰岛素的患者，要特别注意按时吃晚饭及在晚睡前少量加餐，以防止夜间出现低血糖。容易在后半夜及清晨出现低血糖的患者，在晚睡前要多吃些主食或鸡蛋、豆腐干等吸收缓慢的含蛋白质多的食物。

（3）做好病情观察记录，尿糖连续几天阴性，要考虑酌情减少胰岛素用量，并在胰岛素作用最强时刻以前和活动多时及时加餐。

292. 老年人为什么不宜用长效、强效降糖药

是药三分毒，降糖药同样如此，使用不当，也会产生不良反应。因此，老年糖尿病患者一定要遵照医嘱服药。因为有些药物用药不当，不但不能取得预期疗效，反而会产生相当危险的不良反应。

老年糖尿病患者对低血糖的耐受能力差，不宜选用长效、强效降糖药。在各种口服降糖药物中，有些降糖药降血糖作用快而强，适合轻中度的成人糖尿病患者。而 60 岁以上的老年糖尿病患者，由于生理功能减退，胰岛素拮抗激素减少，糖异生功能降低，加之老年糖尿病患者常并发肝肾功能不全，对药物及胰岛素清除能力下降，尤其是血糖不太高的老年人，若过量服用这类长效降糖药，会引起低血糖反应，且可持续较长时间，轻者出现心慌、大汗、乏力、饥饿难忍等症状，严重者甚至出现昏迷、死亡等后果。

老年糖尿病患者应选择服用方便、降糖作用温和与作用持续时间短的降糖药。必须使用长效、强效降糖药的患者，应在专业医生的指导下进行。

六、其他老年常见病安全用药

293. 老年痴呆患者如何安全用药

老年痴呆患者常忘记吃药、吃错药，或忘了已经服过药

又过量服用，所以服药时，必须有人陪伴，帮助将药全部服下，以免遗忘或错服。对伴有抑郁症状、幻觉和自杀倾向的痴呆患者，家人一定要把药品管理好，放到患者拿不到或找不到的地方。老年痴呆患者常常不承认自己有病，或者因幻觉、猜疑心重而误认为家人给的是毒药，所以他们常常拒绝服药。这就需要家人耐心说服，可以将药研碎拌在饭中吃下，对拒绝服药的患者，一定要看着患者把药吃下，防止患者在无人看管后将药吐掉。老年痴呆患者服药后常不能诉说其不适，家属要细心观察患者有何不良反应，及时调整给药方案。

294. 老年人骨质增生可用哪些药物治疗

骨质增生是骨关节退行性改变的一种表现，是中老年人常见的慢性关节炎，表现为关节边缘骨质增生。患者常有关节发僵发累感，伴有疼痛，活动后发僵现象好转，疼痛缓解，持续活动多后疼痛又重。休息、热敷等治疗后疼痛缓解，天气湿冷症状加重。关节有时轻度肿大，关节边缘压痛，两膝与手指关节最为明显。

若疼痛不重，不必服药，若疼痛较重，可服非甾类消炎止痛药，如布洛芬、优布芬、芬必得等。老年人要注意药物的副作用，防止胃肠刺激，可服肠溶阿司匹林或消炎痛栓（肛门放入）。局部用正骨水、红花油等擦剂。中药方面可用骨仙片、壮骨关节丸、骨刺丸等。

295. 老年性白内障用什么药物治疗

老年性白内障发生的原因是眼球内的晶状体核脱水硬化致混浊，年龄愈大，混浊程度愈甚。老年人血中谷胱甘肽、维生素 B1、维生素 B2、维生素 C、维生素 E 等减少，微量元素比例失调，如缺硒，血中氧的含量下降等，使晶体局部新陈代谢障碍，晶体蛋白变性，引起混浊。长期吸收紫外线等辐射线也是一个原因。

老年人白内障治疗可用白内停、障眼明等药物，更重要的是要预防白内障的发生，老年人应尽量减少灯光下近距离写作及阅读的时间，适当地补充一些维生素 B1、维生素 B2、维生素 C、维生素 E 等，有条件的可服谷胱甘肽。彻底治疗方法是做白内障囊外摘除及人工晶体植入术，还可做超声乳化及人工晶体植入术。

296. 前列腺肥大患者忌用哪些药

前列腺肥大的主要症状是，因膀胱颈被肥大的前列腺夹持、阻塞，出现排尿困难、尿线变细、尿频、夜尿增多，重者甚至发生尿潴留或充盈性尿失禁。因此，阿托品、普鲁本辛、山莨菪碱、樟柳碱、多塞平等三环类抗抑郁药应忌用，因为上述各药影响膀胱逼尿肌和膀胱括约肌的机能，使这些肌肉松弛，从而引起和加重排尿困难，使病情加重。吗啡、肾上腺素、麻黄碱、安血定以及抗过敏药，如扑尔敏、苯海拉明、异丙嗪等也有影响排尿的副作用，故也应禁忌使用或慎用。

297. 前列腺肥大用什么药物治疗

（1）前列腺肥大Ⅰ期：首先出现尿频，排尿困难，尿不尽感，留有残余尿（但不超过 50mL），夜尿增多，每晚至少起床 4~5 次，影响睡眠。可采用内分泌治疗及对症治疗，如己烯雌酚、α 受体阻滞剂（酚苄明），每次 10mg，每日 2 次；高特灵，每次 2mg，每日 2 次；竹林胺，1~3 日，每次 10mg，每日 2 次，以后 10mg，每日 1 次，7~14 日为一个疗程；α 还原酶抑制剂，亦可用氨基酸类药物安尿通，每次 2 粒，每日 3 次；前列康片，每次 3~4 片，每日 3 次；前列康胶囊，每次 4~6 粒，每日 3 次。

（2）前列腺肥大Ⅱ期：夜尿次数增多，尿线变细，排尿无力，射程变短，残余尿量增加（超过 100mL），此时若并发感染或结石，则出现尿急、尿痛、血尿，严重者可发生急性尿潴留。可行前列腺局部微波或射频热疗，使腺体萎缩，梗阻解除，排尿通畅，或行前列腺球囊扩张术；并发感染时，可行抗感染治疗；并发急性尿潴留时，可行导尿术，必要时可行前列腺切除术。

（3）前列腺肥大Ⅲ期：排尿困难加重，呈现点滴状，出现慢性尿潴留，尿液可自行溢出，肾功能受损，重者出现尿毒症，此期应行留置导尿管或行膀胱造瘘术，暂时解除梗阻，待患者全身状态好转、肾功能改善后行前列腺切除术。

298. 哮喘发作时怎样正确使用喷雾剂

雾化吸入治疗最大的优点就是能够使药物直接到达气道或者肺脏，较全身用药所需剂量较小，药物起效时间较口服药物快，副作用相对较少，因此在临床上有广泛应用。

患者在哮喘发作时首先使用 β 受体激动剂，待哮喘进入缓解期应停用 β 受体激动剂，单用糖皮质激素维持。根据病情需要可每天喷 2 次至数次，随着病情好转，可逐渐减少次数，不可突然停药。

有些老年人不知道喷雾剂如何使用，致使药物达不到支气管内，这不仅达不到治疗效果，激素还很容易存留口腔内诱发白念珠菌生长。正确的使用方法是：先吸一口气，将气呼出，将雾化器的吸嘴放入口内，口唇包紧缓慢深吸气的同时按压药瓶，吸入气雾剂（根据需要喷足用量）。喷完后待药物到达气道内则屏住呼吸 5 ~ 10 秒。用药后用温开水漱口。

299. 老年人用哮喘药时要注意什么

老年人常患心血管病，因服用某些治疗心血管病的药物而诱发哮喘问题，不容忽视。

（1）口服小剂量阿司匹林常用于预防血栓形成及治疗缺血性心脏病、脑动脉硬化，但由于具有强烈的支气管平滑肌收缩作用，因而易诱发哮喘。

（2）β 受体阻滞剂心得安可阻滞支气管平滑肌 β 受体，

使支气管平滑肌收缩或痉挛而导致发生哮喘或加重原有的呼吸困难，并可作用于中枢神经系统和免疫系统而引起哮喘。对已有哮喘的老年患者，可使哮喘严重恶化，甚至危及生命，故哮喘患者应慎用。

（3）β受体兴奋剂异丙肾上腺素制成的气雾剂，具有平喘作用快而强的特点，但少数患者过量吸入后，可出现哮喘加重，或者在常用剂量下使症状加剧。长期应用β受体兴奋剂，可使哮喘患者及正常人白细胞上β受体数量减少、活性降低、气道反应性增高，易导致支气管痉挛。β受体兴奋剂本身并无抗炎作用，而支气管哮喘患者一般都有气道炎症，老年哮喘患者尤常并发耐药菌感染。若对β受体兴奋剂过分依赖或过量使用，可因掩盖了潜在的气道炎症，反而加重气道高反应性，导致严重哮喘，在治疗时应予注意。

300. 为什么老年人不宜用阿托品散瞳

阿托品为 M 胆碱受体阻滞剂，具有广泛的药理作用和临床用途。眼科临床主要用于散瞳查眼底、治疗虹膜睫状体炎及验光配镜。阿托品散瞳作用的特点是作用持久，升高眼内压。这对老年人是不利的，特别是患有青光眼的老年人应禁用。

正常眼球内充满一种液体，这种液体叫房水。正常情况下，房水的生成量和流出量保持动态平衡。由于房角部对房水外流存在一稳定阻力，使眼球维持一定的压力，但有的老年人由于前房角特别狭窄，如遇情绪波动等应激情况，容易突然关闭，房水外流发生阻塞，而使眼压迅速升高，产生眼球胀痛、充血、视力减退，这即是急性青光眼。但有的老年人视力减退逐渐加重，平时眼球无明显充血，也无疼痛，只是劳累后稍有眼胀、头部不适等，常被误认为白内障，其实这可能就是慢性青光眼。此时，如不慎用阿托品滴眼，或用阿托品散瞳，致使眼肌松弛，瞳孔散大，眼内房水流出受阻加重，眼压进一步增高，常可造成严重后果。故老年人不宜用阿托品散瞳。

301. 老年人怎么选择安眠药

老年人新陈代谢减慢，精力消耗较少，一般睡眠时间较少，每天睡 5~6 小时就足够了。有些老年人夜间睡眠时间短，却能利用白天打嗑睡来弥补睡眠不足，这种情况不能算作失眠。此外，偶然一两次睡不着觉也不能算是失眠。

老年人失眠，不可采用苯巴妥钠等药物，尤其是肺性脑病的患者禁用。如果用速可眠，一定要先从小剂量开始使用。安定类药物要安全得多，可选用安定（地西泮）、硝基安定、舒乐安定（艾司唑仑）等，应从小剂量开始使用，一段时间后更换一种，以减缓耐药性的产生。

第四篇

老年家庭护理

一、生活护理

302. 家庭护理有什么重要性

老年人常患多种慢性病，这些慢性病多数不可能痊愈，只有急性发作期短期住院，疾病相对稳定期主要在家中疗养。这些老年人出院后仍需经常服用各种药物，定期检查随访。有些老年人年老体衰，记忆力减退，生活自理能力减弱，需要有人给予照顾护理。家庭护理的重要性主要体现在：

（1）提供连续性的照护，使老人在出院后仍能获得生活照顾。

（2）降低出院后老人的再入院率和急诊的就诊频率。

（3）提高老人的生活质量，进行疾病的自我管理。

（4）减少老人及其家属往返医院奔波之苦，减轻家庭经济负担。

（5）在家中休养方便老人生活起居，可以得到家庭成员给予的关爱，有助于康复。

303. 如何为老年人营造舒适健康的居室环境

（1）居室环境舒适：老年人的居室要注意室内的温度、湿度、采光和通风，室温以 22～24℃较为适宜，湿度为 50%～60%；在不妨碍老人睡眠的情况下，保持适当的夜间照明；居室经常通风以保证室内空气新鲜。

（2）居室环境安全：老年人居室内设施尽量简洁，家具的转角处尽量选择弧形设计，以免发生碰伤。床、座椅的高度应使老年人膝关节成直角坐在床沿或椅子上时双脚足底全部着地，一般从床面至地面为 50cm 为宜。

304. 如何进行家庭消毒和灭菌

消毒和灭菌是确保健康、防止疾病传播和交叉感染的重要措施。家庭常用的消毒灭菌方法有以下几种：

（1）煮沸消毒法。适用于毛巾等棉布类、食具等。煮沸能使细菌的蛋白质凝固变性，沸水水面一定要漫过所煮的物品，一般 15～20 分钟即可。

（2）冲洗浸泡消毒法。经常用流动水和肥皂洗手，特别是在饭前、便后、接触污染物品后。对于不适于高温煮沸的物品可用 0.5 过氧乙酸浸泡 0.5～1 小时，或用 5% 漂白粉澄清液（漂白粉沉淀后上面的清水）浸泡 30～60 分钟，也可用含有效氯 500mg/L 的消毒液浸泡 5～10 分钟，取出后清水冲净。浸泡时消毒物品应完全被浸没。一些化纤织物、绸缎等只能采用化学浸泡消毒法。

（3）食醋消毒法。食醋中含有醋酸等多种成分，具有一定的杀菌能力，可用作家庭室内的空气消毒。约 $10m^2$ 的房间，可用食醋 100～150g，加 2～3 倍的水，放瓷碗内用文火慢蒸 30 分钟，熏蒸时要关闭门窗。

（4）漂白粉消毒法。漂白粉能使细菌体内的酶失去活性，使其死亡。桌、椅、床、地面等，可用 1%～3% 的漂白粉澄清液擦拭消毒。

（5）日光消毒法。日光含有紫外线和红外线，直接在阳光下曝晒 3～6 小时能达到一般的消毒要求。被褥、衣服、书籍、床垫等都可以放在阳光下曝晒。

（6）空气清洁法。室内空气要保持清新，可经常通风换气，每次开窗 10～30 分钟，可减少室内致病微生物。

305. 如何做好老年人的衣着卫生

（1）老年人体温中枢调节功能降低，对寒冷的抵抗力和适应力降低，寒冷时节要注意衣着的保暖功效。

（2）内衣应选择透气性和吸湿性较高的纯棉织品。毛织品、化纤织品对皮肤有一定的刺激性，可能引起瘙痒、疼痛、红肿或水泡，这类织物带有静电，容易吸附空气中的灰尘，易引起支气管哮喘。

（3）衣服选择应注意便于老人穿脱，上衣多以前开襟为主，减少纽扣的使用，可选用拉链或自粘扣，选择纽扣不宜过小，方便老人系扣。

（4）老年人衣服款式还应考虑安全舒适，避免穿过长的裙子或裤子以免绊倒，不能过紧以免压迫胸部等器官。

（5）选择大小合适的鞋子，过大容易跌倒，过小容易因压迫或摩擦造成皮肤破损，特别是患有糖尿病的老人更应注意鞋子的选择。鞋底有一定厚度，后跟高度在 2cm 左右，以减轻足弓压力，注意防滑功能。

306. 老年人的饮食原则有哪些

（1）平衡膳食：老年人易患的消化系统、心血管系统及各种运动系统疾病，往往与营养失衡有关。应保持营养的平衡，摄入优质蛋白质、低脂肪、低糖、低盐、高维生素和适量的含钙、铁食物，适当限制热量的摄入。

（2）食物易于消化吸收：食物要做到细、软、松，既给牙齿咀嚼锻炼的机会，又便于消化。

（3）食物温度适宜：老年人消化道对食物的温度较为敏感，食物宜温偏热。两餐间可加用热饮料，以解除疲劳，温暖身体而有利于睡眠。

（4）养成良好的饮食习惯：少吃多餐的饮食习惯较适合老年人，避免暴饮暴食或过饥过饱。老年人容易饥饿，在两餐之间可适当增加点心。晚餐不宜过饱，夜间热量消耗少，过饱会影响睡眠。

307. 怎样帮助老年人促进睡眠

（1）睡眠时间要有规律。每天早上定时起床，午休时间不宜过长，30 分钟为宜，晚上不宜过早上床睡觉，累了才睡觉。

（2）白天做一些体育锻炼，有助于促进入睡。

（3）晚上睡前两小时内不要做运动，否则容易兴奋而影响入睡。

（4）就寝前避免收看过喜、过悲或暴力电视节目。

（5）下午 6 点后，不要饮用含咖啡因的饮品（茶、咖啡、可乐），咖啡因是一种兴奋剂，会阻碍睡眠。

（6）避免在睡前 2 小时内用餐，吃饱了很难入睡。

308. 老年人锻炼时应该注意什么

（1）正确选择种类和场地：宜选择散步、慢跑和游泳等。场地尽可能选择空气新鲜、安静清幽的公园、树林、操场、庭院、湖畔、疗养院（所）等地。

（2）循序渐进：活动量由小到大，动作由简单到复杂，由慢到快，时间要逐渐增加。

（3）持之以恒：最好坚持每天锻炼 1~2 次，每次 30 分钟左右，一天活动时间不超过 2 小时，每周不少于 3 次。养成按时锻炼的良好习惯，做到持之以恒。活动时间按个人情况确定，可选择早上起床后，下午或晚上，最好在下午 5~8 时。

（4）加强自我监护：患心血管疾病、呼吸系统疾病和其他慢性疾病者进行活动锻炼，以不疲劳、微微出汗为原则。

（5）其他：夏季防止中暑，冬季防止感冒。锻炼时谨防跌倒。

309. 老年人怎样测试合适的运动强度

（1）运动后的心率达到最宜心率（170－实际年龄）。

（2）运动结束后3分钟内心率能恢复到运动前水平，表明运动量较小，应加大运动量；3~5分钟之内恢复到运动前水平表明运动适宜；10分钟以上才能恢复，则表明活动强度太大，应适当减少。

（3）运动时全身有热感或微微出汗，运动后感到轻松或稍有疲劳，食欲增进、睡眠良好、精神振作，表示强度适当，效果良好；如果在运动时身体不发热或未出汗，脉搏次数不增加或增加不多，则说明应增加活动强度；如果运动后感到很疲乏、头晕、胸闷、气促、心悸、食欲减退、睡眠不良，说明应减低运动强度；如果运动中出现严重的胸闷、气喘、心绞痛或心率减慢、心律失常等，应立即停止运动，并及时就医。

310. 如何与老年人沟通

老年人因生理状况的限制，同辈亲友日渐凋零，社会圈子日益狭小，心理上感到孤独无助，晚辈的体谅、主动亲近、关心对老人很重要。沟通是一个过程，可使老人觉得被理解和接受，也是给老人最大的支持力量。

（1）真诚：用坦诚的态度与老人交往，使老人感受到一种真挚的关心。

（2）接纳：老人缺乏安全感，得到周围人真正的关怀及接纳，可以消除老人的孤独感。

（3）耐心：老人一般比较唠叨，一点小事可以说很久，要耐心倾听老人说话。

311. 怎样为卧床老年人进行口腔护理

长期卧床的老年人由于机体抵抗力低下，饮水、进食减少，口腔内的微生物大量繁殖，易引起口腔炎、舌炎等，甚至由于感染导致并发症的发生，做好口腔护理既可预防疾病，又能使老人感到舒适，促进食欲。

（1）有假牙者先取下假牙，假牙用冷水冲洗刷净，放入清水中保存，禁止热水清洗、浸泡，以防龟裂或变形。

（2）自己能坐起来的老人，家人帮助老人坐起，准备好漱口杯、牙膏、牙刷，让老人自己漱口、刷牙。

（3）不能坐起的老人让其头偏向一侧，颈下垫一条干毛巾，口角处放置一小碗，给老人准备好牙刷、牙膏、漱口杯，让老人自己刷牙、漱口。上肢不能自理的老人，由家人帮助刷牙、漱口。

（4）如老人完全不能自理或神志不清，可用消毒后或一次性的镊子夹紧盐水棉球，由外至内擦净牙齿各面、舌及口腔黏膜，擦洗时注意多更换几次棉球。擦洗完毕，擦干面部。

（5）做口腔护理时，动作轻柔，防止损伤口腔黏膜。盐水棉球不可过湿，避免水吸入呼吸道。

（6）口腔护理至少早晚各一次，必要时餐前餐后都可进行。

312. 怎样为卧床老人更换床单

（1）酌情关好门窗，移开床旁桌、椅。

（2）帮助老人侧卧在床的一边，背对着护理人员，枕头与老人一起移向对侧。

（3）将脏污床单卷起，塞入老人身下，扫净近侧垫褥上的渣屑。

（4）将清洁的床单铺在床的一边（正面在内），叠缝中线与床中线对齐，将对侧床单内折后卷至床中线处，塞在老人身下，将近侧的床单自床头、中间、床尾铺平拉紧，塞于床垫下。帮助老人侧卧于清洁床单上，面向操作人员，护理人员再转至床的对侧，将脏污床单自床头至床尾边卷边拉出，然后将清洁床单拉平，同上法铺好，帮助老人取仰卧位。

（5）盖好棉被，拉平，使老人舒适平卧。

（6）一手扶住老人的头颈部，另一手快速将枕头取出，更换枕套，给老人枕好。

（7）更换床单的过程中注意保护老人不要受凉，应有人协助或使用床档等器具，避免老人坠床。

313. 肢体活动受限制的老年人如何更换衣裤

（1）如果老年人有一侧肢体不灵活，先侧卧于健侧，不灵活一侧在上，先脱不灵活一侧的脏衣裤。

（2）取干净清洁的开襟上衣，穿好不灵活一侧的衣袖，其余部分平整地掖于老年人身下。

（3）协助老年人平躺，从老年人身下拉出被污染的上衣，脱下污染上衣。穿好清洁上衣健侧，扣好纽扣。

（4）穿上清洁裤子时，先穿肢体不灵活一侧的裤腿，再穿健侧裤腿，让健侧弯曲，抬起臀部，穿上裤子，观察老人的反应。

314. 怎样帮助老人床上更换体位

（1）从仰卧位至侧卧位的体位更换：护理人员将老人头偏向一侧，帮助老人双手交叉平放于胸腹部，双下肢伸直或双膝屈曲，双足支撑于床面上。护理人员站在老人需转向的床边，帮助老人将身体移向远侧，护理人员一手托住老人的肩部，另一手托住老人的膝盖部，将老人双膝及背部转向护理员站立一侧，呈侧卧位。随后用软枕或体位垫支撑老人背部，必要时在膝下、手肘处垫小软枕，使老人卧位舒适。

（2）从仰卧位至坐位的体位更换：护理人员帮助老人双上肢置于身体两侧，双侧肘关节屈曲支撑于床面上。护理人员站在老人侧前方，以双手托住老人双肩并向上牵拉，指导老人利用双肘的支撑抬起上部身体，逐渐改用双手支撑身体而坐起，调整坐姿，使老人舒适坐稳。

（3）从仰卧位至床边坐起的体位更换：护理人员先帮助老人取侧卧位，然后站在侧卧一侧，帮助老人双膝屈曲，将双下肢垂放到床边，然后双手托住老人肩部并向上牵拉扶起，嘱咐老人向上侧抬头，用靠床一侧的上肢支撑身体，以骨盆为轴心用力使身体转换成坐位。

（4）体位转换过程中，护理人员要随时询问老人的感受，注意观察老人的面色、表情，对不能配合或体重较重的老人应两人配合，转换体位时保障安全，避免坠床或牵拉损伤皮肤。

315. 如何协助老年人从床到轮椅的转移

（1）将轮椅靠近老年人身体健侧，轮椅与床呈 30 度 ~ 45 度角；

（2）固定轮椅，脚踏板向上抬起；

（3）协助老年人坐在床沿上，叮嘱老年人手臂扶在护理人员肩上或两手在护理人员颈后交叉相握，护理人员双膝抵住老年人双膝，两手臂环抱老年人腰部夹紧；

（4）两人身体靠近，老年人身体前倾靠于护理人员肩部，护理人员以自己的身体为轴转动，将老年人移至轮椅上。

（5）让老人扶好轮椅扶手，护理人员绕到轮椅后方，将两臂从老年人背后两肋下伸入，将老年人身体向椅背后移动，使身体坐满轮椅座位。

316. 如何使用热水袋

（1）水温一般控制在 60 ~ 70℃，不宜使用刚烧沸的开水，老年人使用温度可以再低一些，瘫痪老年人最好不要使用热水袋。

（2）每年冬季使用热水袋前应先用热水试装，检查表面有无划痕、渗漏、龟裂老化现象，如有其中任何一项，拒绝使用。为了安全起见，每只热水袋最多使用两年就要更换。

（3）热水袋装水前，应先排尽袋内空气（将热水袋放平由后向前挤压），防止袋内空气受热膨胀将热水喷出伤人。

（4）不要将袋内水灌装太满，4/5 即可。受热胀冷缩影响，装满热水的热水袋最易爆裂。

（5）袋口盖不宜拧得太紧，以不漏水为宜，否则会损坏壶口橡胶衬垫而导致漏水，甚至第二次换水时盖子会较难拧松。

（6）热水灌装后，外面要用稍厚的布袋套好，以免烫伤皮肤。

317. 怎样为卧床老年人床上擦浴

（1）关好门窗，移开床旁的桌椅等物品，方便操作。

（2）在盆中倒入约占盆容积一半的热水（40～45℃），松开盖被，将大毛巾半垫半盖在老人擦洗部位，先用湿毛巾擦洗，然后用蘸有浴液或香皂的毛巾擦洗，再用湿毛巾反复擦净，最后用大毛巾擦干。

（3）擦洗面部。方毛巾浸湿后拧干，给老人擦洗面、眼、鼻、脸、耳、颈。

（4）擦洗手臂、胸部、腹部、背臀部、下肢及足部。擦拭时同时观察老年人有无不适，并随时添加热水保持水温和更换清水。

（5）清洗会阴。更换专用盆，盛装 40～45℃温水。一手托起老年人臀部，一手铺垫橡胶单和浴巾。老年女性擦洗顺序为：阴阜、尿道口、阴道口、肛门；老年男性擦洗顺序为：尿道外口、阴茎、阴囊、腹股沟和肛门。

（6）擦浴过程中注意保暖和确保老人安全，避免坠床。

318. 老年人洗浴应注意什么

（1）洗浴水温不宜过高，一般为 37～40℃，45℃以上的水温会让老人窒息，还可能造成皮肤烫伤。

（2）洗浴时间不宜太长，一般以 30～45 分钟为宜，过久洗浴会出汗过多，易导致虚脱。

（3）洗浴时不能过饱、过饥、过疲劳与饮酒，可预先喝一些白开水。浸泡热水时间以 15～20 分钟为宜，不要过长。洗澡时间应选在饭后或饱餐后 1～2 小时，大量运动或劳动后，应休息片刻再洗澡。

（4）擦澡动作不可过急、过快和过分用力，以轻柔舒适为佳。洗澡时最好准备一个小木凳，方便老人坐着洗，洗澡结束，要慢慢站起来，洗澡后休息 30 分钟左右。

（5）洗澡时最好家里有人，不要锁住浴室门，保持室内空气流通，浴室地面注意防滑，铺防滑垫或毛巾防滑，洗澡拖鞋也要防滑。

（6）老人洗澡太勤容易对皮肤造成伤害，一般冬春季一周一次，夏季出汗多可根据体质适当增加频次，一般一周 2～3 次为宜。

319. 老年人发生呕吐如何处理

老年人发生呕吐，要给予适当的应对措施，以保证老人的安全为主，使老人舒适。

（1）保持呼吸道通畅，帮助老人取坐位或站立位，嘱其低头、张口，以保证呕吐物顺利吐出。如卧床老人，协助其头偏向一侧，防止呕吐物误吸。

（2）老人停止呕吐后，及时擦净口角呕吐物并用清水漱口，帮助取舒适体位休息。

（3）观察呕吐物的状态、颜色、气味，如有异常及时送医院检查。

（4）及时处理污物，必要时帮助老人更换衣物、床单，擦洗地面等，并开窗通风。

320. 老年人如何预防便秘

（1）调整饮食结构，多吃些富含纤维素的蔬菜、水果。缺牙、咀嚼不便的老人可把蔬菜切细、切碎，适当吃些麦片、麸皮等粗粮，少食辛辣及油炸食物，戒除烟酒。

（2）每日晨饮温开水或凉开水一杯（300～500mL）能刺激肠道蠕动，有助于排便，也可用大枣煮汤或蜂蜜调水冲服，以润肠通便。

（3）生活要有规律，养成每天定时大便的良好习惯，不管有无便意，均应按时去厕所，久之就会养成习惯。

（4）坚持进行适当的体育锻炼，可促使胃肠蠕动增强，分泌增加，有助于保持大便通畅。可辅助按摩，清晨空腹，以脐孔为中心，顺时针、逆时针各按摩 100 次，有防治便秘功效。

321. 如何协助老人解除便秘

（1）手法按摩通便法：嘱老人仰卧屈膝位，护理人员揉搓双手加温后将双手重叠放置于老人腹部。依照结肠的生理走行方向，沿顺时针环形按摩 20 ~ 30 遍，从下腹部按摩至右肋部，推向左肋部，再向下按摩到左下腹部即可，按摩时无须压力过大。

（2）肥皂条通便法：将普通肥皂削成网锥形（底部直径 1cm 左右，长 3cm 左右）。使用前，护理人员戴上一次性手套捏住肥皂栓较粗的一端，沾少许温水，将尖端插入肛门 6 ~ 7cm，卫生纸捂住肛门口轻揉三四分钟即可。对于肛门黏膜溃疡、肛裂、肛门剧痛者禁用。

（3）开塞露辅助通便法：护理人员拧开开塞露的盖帽，一手分开老人臀部，一手挤出少量药液润滑前端及肛门口，再将开塞露细管部分沿直肠壁插入肛门内，嘱咐老人深吸气，用力挤压开塞露剩余药液。一手退出开塞露塑料壳，一手用卫生纸按压肛门 5 分钟。叮嘱老人保持体位 10 分钟后再行排便。

322. 患有糖尿病的老人怎样正确洗脚

（1）糖尿病老人洗脚前应先检查足部、趾间是否有皮肤裂伤、抓伤、红肿、水泡等，如有需给予对症处理。

（2）洗脚要用 35 ~ 37℃ 的温水，可用手背或肘部测试水温。

（3）洗脚时间不宜过长，以 10 分钟左右为宜，使用中性肥皂。

（4）最好用柔软、吸水性好的白色毛巾擦脚，以便发现是否有血迹或脓迹。

（5）涂擦润滑乳液或营养霜以保持足部皮肤的柔软，避免干燥，引起裂口。

323. 老年人如何预防感染性疾病

老年人机体免疫功能下降，感染性疾病的发生率明显高于年轻人，尤其是呼吸系统和泌尿系统感染性疾病，因此，在对老人的照顾中要注意预防感染。

（1）注意老人的保暖。

（2）重视口腔及身体各部位的清洁卫生。

（3）经常对老人生活环境进行清洁。

（4）注意饮食卫生，餐前、便后为老人洗手。

（5）指导老人不要随地吐痰、注意经常洗手等。

（6）能自理的老人要鼓励其锻炼身体，以增强抗病能力，预防疾病。

二、基础护理

324. 眼药水怎样保存

（1）当在家里使用眼药水及其他药物时，一定要养成先看药物使用说明书的习惯。

（2）没打开的眼药水一般常温放置在阴凉、干燥、通风的地方（说明书有特殊要求的根据要求保存）。过期的眼药水不可再用。

（3）打开之后的眼药水放在阴凉、干燥、通风处，也可放入冰箱里（4℃即可）。保存时间无特别说明的，打开后2~4周扔掉，即便没有用完也不可继续使用，因打开时间太长容易变质。但也有的说明书会特别标注，如开启后4周、6周等，则可以根据说明保存。

（4）使用前要看眼药水是否清亮透明，有没有变色、发霉等。

（5）每次使用后把瓶盖拧紧，以减少污染和外漏。

（6）眼药水一定要和其他"不是滴眼用的水剂药物"分开存放。

325. 怎样为老年人点眼药水

（1）首先检查眼药水的药名、有效期及有无变质，备好消毒棉签。

（2）点眼药水前先把手洗干净，擦干。打开眼药水，先挤掉一滴冲一下瓶口。

（3）协助老人取仰卧位或坐位，先用棉签擦拭干净眼部的分泌物，嘱老人头后仰，双眼向上注视。

（4）用食指或棉签向下拉开下眼皮，眼睛往上看，把眼药水滴在下眼皮拉开后暴露的沟槽里，一次1~2滴，不要把眼药水直接滴在黑眼珠上。

（5）点完后用手轻轻捏起上眼皮使眼睛闭合，闭眼 3～5 分钟，用棉签轻轻擦去淌出的药液。

（6）用棉签或干净的手指在内侧眼角处轻压 3 分钟。因为眼睛和鼻腔是相通的，压住眼角，滴入的眼药水就不会通过眼角的泪点进入鼻腔。

（7）滴眼药的顺序是由稀到稠，依次为：先水剂，再混悬液，然后凝胶，最后眼膏。

326. 怎样为老年人使用滴鼻剂

（1）首先核对药物名称，确定滴鼻剂在有效期内。确认滴左、右鼻腔还是双鼻腔。

（2）协助老人平卧，头尽量向后仰。先将鼻腔分泌物排出，并擦拭干净。

（3）嘱咐老人先吸气，然后滴入滴鼻剂 2～3 滴。

（4）滴药完毕，以手轻轻地揉按鼻翼两侧，使药液能均匀地渗到鼻黏膜上，并观察老人有何不适。

（5）滴药时如老人鼻腔内有干痂，应先用温水清洗浸泡，待干痂变软取出后再滴药。

（6）滴药后嘱咐老人仰卧 1～2 分钟，以利于药物吸收。如药液流入口腔，叮嘱老人将其吐出。

327. 怎样为老年人使用滴耳剂

（1）首先核对药液名称、质量和有效期，确认滴左、右还是双耳。

（2）协助老人取坐位或半卧位，头偏向一侧，使患侧耳向上，用棉签将耳道内分泌物反复清洗干净，用干棉签擦干。

（3）护理人员左手将老人患侧耳郭向后上方轻轻牵拉。右手持药液瓶，将掌根轻置于耳旁，将药液沿耳道后壁滴入耳道内 5 ~ 10 滴。

（4）嘱咐老人保持原体位 1 ~ 2 分钟，协助老人轻轻压住耳屏或用消毒棉球塞入外耳道口，使药液充分进入中耳。

（5）老人耳聋、耳道不通或耳膜穿孔时不应使用滴耳剂。

328. 怎样为老年人测量体温

测量体温包括腋下温度、口腔温度、直肠温度，腋下温度是测量体温最常用的方法。

（1）首先准备腋用体温计，检查无破损，温度在 35℃以下。

（2）老人在测量体温前避免喝热饮或冷饮、剧烈运动、情绪激动或洗澡。安静休息 30 分钟以上再进行测量。

（3）协助老人取卧位，用毛巾擦干腋下汗液，将体温计水银端放在老人腋窝深处并紧贴皮肤，嘱咐老人用上臂将体温计夹紧，测量时间 5 ~ 10 分钟。

（4）测量时间到时，协助老人取出体温计，读取体温值，一手横拿体温计尾部，不可触摸水银端，使眼和体温计刻度保持同一水平，读取相应的体温值。

（5）正常体温值为 35 ~ 37.5℃，低于 35℃为体温不升，高于 37.5℃为体温升高。

329. 老年人发热时如何护理

（1）鼓励老人说出自己的感受，如果发现老人病情变化快，体温波动大，要及时将老人送往医院诊治。

（2）注意补充营养。发热时身体消耗大，要设法给老人补充营养，多吃一些容易消化而营养丰富的食物，如牛奶、鸡蛋、新鲜蔬菜、水果等，注意少食多餐。

（3）保持口腔清洁。发热时导致舌苔增厚、出现口臭，严重影响食欲，老人要早晚刷牙和饭后漱口，以保持口腔清洁，防止细菌滋生，促进食欲。

（4）多饮水。发热时身体大量出汗，代谢率增高，易导致体内缺水，加重病情，尽量多喝白开水，或喝一些绿豆汤、菜汤、西瓜汁或果汁等。

（5）充分休息。卧床休息，以减轻老人体力消耗，减少对心脏的负担，控制病情发展。

330. 如何用冰袋为老年人进行物理降温

老人体温高达 39℃可采用冰袋降温方法，帮助缓解高热。

（1）用毛巾或布套将冰袋包裹，置于发热老人前额、头顶和体表大血管处，如腹股沟、腋下，禁止冰袋直接接触皮肤。枕后、耳郭、阴囊处、心前区、腹部、足底禁止用冰袋冷疗。

（2）使用冰袋降温期间要经常询问老人的感受，观察冷敷局部皮肤的颜色，老人一般冷疗时间为 10~30 分钟。

（3）局部组织血液循环明显不良、慢性炎症、对冷刺激敏感的老人不能使用冰袋降温。

331. 怎样预防和缓解心绞痛发作

（1）避免情绪激动、过度紧张或过度劳累，避免疾走、奔跑，不要追赶搭乘公交车。

（2）避免寒风迎面吹袭。寒冷季节，外出应戴口罩，注意保暖，饮食应节制，改变膳食习惯，不要吃得过饱，特别是晚餐宜少吃，更切忌暴饮暴食。

（3）少饮酒或不饮酒，不吸烟。少喝浓茶、咖啡。生活要有规律，注意劳逸结合，尽量少搓麻将，注意力高度集中的工作不宜持续时间过长。

（4）平时心情要开朗。适当参加广播操、太极拳、气功等体育锻炼。夜间不要看球赛或惊险影视剧。

（5）舌下含服硝酸甘油可在 2~5 分钟内迅速缓解症状。

332. 老年人突发心脏骤停如何进行心肺复苏术

（1）判断意识：用双手轻拍老人双肩，问："喂，你怎么了？"如无反应，立即呼救，同时帮助老人取仰卧位，置于地面或硬板床上。

（2）检查呼吸：观察老人胸部起伏5秒，判断有无呼吸。

（3）判断颈动脉搏动情况：保持头后仰，用右手的中指和食指从气管正中环状软骨划向近侧颈动脉搏动处，判断5～10秒。

（4）松解衣领及裤带。

（5）胸外心脏按压：在两乳头连线中点（胸骨中下1/3处），用左手掌根部紧贴老人的胸部，两手重叠，两手手指翘起（扣在一起），离开胸腔，双臂伸直，用上身力量按压30次（按压频率至少100次/分，按压深度至少5cm）。

（6）开放气道：压低额头，抬高下颌，使呼吸道通畅，清理口腔异物，取出假牙。

（7）口对口人工呼吸：用一手将老人的鼻孔捏紧，施救者深吸一口气，屏气，用口唇严密地包住老人的口唇，将气体送入老人的口腔到肺部。吹气后口唇离开，并松开捏鼻的手指，使气体呼出。

（8）按压与人工呼吸为30∶2，完成五个循环后判断复苏是否有效，听老人是否有呼吸音，同时触摸是否有颈动脉搏动。

（9）心肺复苏抢救术应接受过专项培训方可实施，否则应拨打120急救电话，待专业人员施救。

333. 怎样为老年人测量血压

家庭用血压计有两种，即电子血压计和水银柱血压计。

水银柱血压计测量血压的方法如下：

（1）室内保持安静，室温最好保持在20℃左右。测量前让老人精神放松，排空膀胱，至少30分钟避免饮食、饮酒、抽烟或锻炼，测量前最好静坐休息15分钟，测量过程中请勿移动和说话。

（2）老人可采取坐位或平卧位，测量血压的上肢肘部及前臂舒适地放在与心脏大约同一水平面的位置上，如使用水银柱血压计，打开血压计盒，放在老人测血压一侧肢体近旁平稳处，并使水银柱垂直到零点。

（3）协助老人脱下或卷起衣袖，露出上臂，将血压计袖带内空气挤出，缠在老人测血压一侧上肢的上臂肘关节上2~3cm处，不能太松或太紧，以能放进一指为宜，在肘窝内侧摸到肱动脉搏动，将听诊器听头放在肱动脉上，充气测压。

（4）关紧血压计气球上的阀门，快速充气至桡动脉搏动消失再加压30mmHg即可停止充气，测量者的视线与水银柱上的刻度在同一水平上观察，微开充气阀门，使水银缓慢下降，当听到第一声脉搏跳动的声音时为高压（即收缩压），继续放气，声音变弱或消失时为低压（即舒张压）。正常血压：收缩压＜130mmHg，舒张压＜85mmHg。诊断是否患高血压到医院找医生确诊。家庭测量血压建议只用于平时的监测。

（5）测量血压时应注意，看充气时袖带是否从旁边鼓出，若鼓出应重新缠紧，避免误差。脑血管意外偏瘫的老人，应在健侧上肢测量。

334. 怎样护理高血压老人

（1）合理调节患者的饮食，多以清淡为主，限制食盐摄入，忌烟酒。

（2）尽量使老人保持心情舒畅，老人身边常有人陪伴，避免各种不良刺激的影响。

（3）让老人参加一定的运动，不仅使老人心胸开阔，而且可以促进全身血液循环。

（4）保持大便通畅，必要时可以在医生的指导下服用缓泻剂。

（5）坚持长期规则治疗和保健护理，不可随意添加或停用药物。

（6）定期陪老人到医院检查，如血压持续升高或出现头晕、头痛、恶心等症状，要立刻就医。

（7）家人多了解高血压的知识，合理安排老人的生活，定期督促患者测量血压，以观察病情。

335. 如何预防和处理老年人体位性低血压

（1）告知老人体位性低血压的表现有乏力、心悸、出汗、恶心、呕吐等。高血压老人在联合用药、服首剂药物或加量时特别注意。

（2）指导老人避免长时间站立，尤其在服药后最初几个小时，改变姿势时特别是卧、坐位起立时动作应缓慢。

（3）服药时间可选在平静休息时，服药后继续休息一段时间再下床活动。如在睡前服药，夜间起床排尿时应注意缓慢地下床。

（4）避免用过热的水洗澡，更不宜大量饮酒。

（5）指导老人在体位性低血压发生时取头低足高位平卧，可抬高下肢超过头部，屈曲股部肌肉和摇动脚趾，以促进下肢血液循环。

336. 高血压老人怎样保证睡眠

（1）中午小睡30分钟，使全身放松，有利于降压。

（2）晚餐少量、清淡，应吃易消化食物，配些汤类，减轻胃肠功能负担，保证体内水分，预防血栓形成。

（3）睡前娱乐活动要有节制，如下棋、打扑克、打麻将要限制时间，一般以 1～2 小时为宜。学会控制情绪，不可过于激动。控制好看电视的时间，否则影响睡眠。

（4）按时就寝，就寝时间最好选在晚上 10 点。养成上床前温水洗脚的习惯，有利于解除一天的疲劳。尽量少用安眠药，不要养成依赖安眠药催眠的习惯。

337. 高血压老人夜间护理应注意什么

（1）尽量让老人保持早睡早起的好习惯，不宜让老人独睡一屋，以免出现意外情况不能及时处理。

（2）老人不宜迎风而卧，避免受凉而感冒，冷风刺激可使血压升高。门窗也不可关闭太紧，室内无新鲜空气，会影响睡眠深度。

（3）老人如出现鼻声异常、呼吸急促、自诉不适或呻吟时，应立即电话联系急救中心或送往附近医院急诊。

（4）老人如出现头痛剧烈、呕吐、偏瘫、半身麻木甚至昏迷等症状，可能是脑中风的先兆，家属让老人平躺侧卧，防止呕吐，特别是防止呕吐物误吸入气管，避免搬动老人，同时立即联系医院急救。

（5）老人如出现持续心绞痛并伴有冷汗淋漓、烦躁等情况时，不可随意搬动老人，可先给老人硝酸甘油一片舌下含服，并立即与医院联系急救。

（6）老人起床动作不宜太过迅猛，醒来后最好在床上先坐 1～2 分钟，再慢慢起立，避免因体位性低血压发生跌倒、摔伤。

338. 老年人如何正确监测血糖

自测血糖一般是扎手指取血，通过血糖仪监测血糖，测出的血糖值与医院抽静脉血监测的血糖值会有一定的误差，这是由于采血途径和监测方法不同造成的，误差在 15% 以内是正常范围。定期监测血糖为患糖尿病老人及时调整治疗用药、控制病情发展提供重要依据。

如何正确自测血糖：

（1）血糖仪要定期维护、清洁、保养，试纸条防潮保管、在有效期内使用。

（2）采血前要洗手，手臂下垂一会儿使手指血液充盈，用酒精消毒取血的手指，待酒精挥发完后再扎针。

（3）采血部位要交替轮换，不要长期刺扎一个手指，以免造成感染或形成疤痕。取血时不要用力挤压手指，太用力挤压可致血液稀释，影响检查结果。

（4）根据医生指导监测空腹血糖、餐前血糖、餐后血糖、睡前血糖等。

①空腹血糖：空腹 8~12 小时的血糖值。

②餐前血糖：吃饭前测得的血糖值。

③餐后 2 小时血糖：从吃第 1 口饭开始计时到 2 小时后的血糖值。

④睡前和凌晨 2~3 点血糖：睡觉前和凌晨 2~3 点测得的血糖值。

339. 患糖尿病的老人如何预防糖尿病足

糖尿病足是老年糖尿病常见的并发症，可出现手脚麻木、感觉迟钝、足部变形等使足部易受损伤，严重影响老年人的生活质量。可采取以下措施有效预防：

（1）选择合适的袜子和合脚的鞋子，袜子需棉质、袜勒宽松、弹性适中、平整，对皮肤无刺激性，每天更换。鞋子要厚底、网头、宽松、软皮或布面。每天检查双足，特别是足趾间，有时需要有经验的人来帮助检查。

（2）每天用温水洗脚，水温≤37℃，切忌用热水洗脚，浸泡时间不宜过长，不超过 5 分钟，洗脚时不要用刷子等刷脚，避免损伤皮肤。洗净后用柔软的干毛巾擦干，足部皮肤干燥，可涂抹润肤膏，防止皮肤皲裂。

（3）洗脚后仔细检查足部、趾间、脚掌，查看双脚有无皮肤皲裂、水泡、创伤、红肿、变色、皮温高、脚癣、鸡眼等，足背动脉及皮肤感觉是否正常。

（4）避免赤足行走，避免自行修剪胼胝，或用化学制剂来处理胼胝或趾甲，由专业人员修除胼胝或过度角化的组织。

340. 患糖尿病的老人如何正确洗澡

（1）不宜空腹或饭后洗澡，最好在饭后 1 小时洗澡。因为空腹洗澡易引起晕厥，饭后立即洗澡会使大量血液由内脏流向体表，影响食物的消化和吸收。

（2）洗澡时间不宜过长，时间在 25 分钟左右为宜。时间过长，大脑和内脏的血液供应不足，易出现眩晕、心慌等现象，严重者也可出现虚脱或跌倒的现象。

（3）洗澡时水温不宜太高或太低，以 35～40℃为宜。温度太高容易引起全身血管扩张，导致冠状动脉和脑部供血不足，引起胸闷、头晕等症状；水温太低会引起冠状动脉痉挛导致心肌缺血，引起心绞痛。使用抽风机保持空气流通，以免诱发胸闷等不适。

（4）洗澡不宜过勤，每周 1 次即可，夏季出汗较多，可 1～2 天洗 1 次澡，洗澡过勤，会使皮肤干燥而引起瘙痒。

341. 糖尿病老人如何预防低血糖的发生

（1）做到生活规律，按时进餐，服用口服降糖药或注射胰岛素后一定要及时进餐。

（2）加强血糖自我监测，一般每日测血糖 1~2 次，但当血糖不稳定时，最好于清晨起床后、三餐之前和睡前各监测 1 次血糖。

（3）严格遵医嘱用药，切莫随意增大用药剂量。每次用药前要核对剂量，以防用药量过大。

（4）老人可适当放宽血糖控制目标，空腹血糖在 7mmol/L 以内，餐后 1 小时血糖在 9.7mmol/L 以内。

（5）运动量恒定，切莫随意增大运动量，并在外出时随身携带糖尿病卡、少量糖和食物以作备用。

（6）预防夜间低血糖，如果睡前血糖水平低于 6mmol/L，可在睡前适当加餐，减少晚餐前或睡前胰岛素剂量，加强夜间血糖监测。

（7）一旦出现低血糖症状，应立即饮用果汁、含糖饮料，再吃 1~2 片面包或饼干。如果症状仍不缓解或持续、频繁出现，以及出现意识障碍等症状应及早到医院诊治。

342. 如何指导糖尿病老人饮食

（1）老年糖尿病病人一日至少应进 3 餐，同时主食和副食要合理分配，避免因食物数量超过胰岛素的负担而引起血糖升高，也可避免因进食间隔时间长而出现低血糖。

（2）若每日 3 餐，可按 1∶2∶2 的比例进行分配，如一日进食 250g 主食，则早餐 50g，午餐和晚餐各 100g。

（3）使用胰岛素或口服降糖药物的老年糖尿病病人，如需加餐，要在药物作用最强的时段加餐，上午9时、下午3时和睡前，从3餐中匀出25~50g主食作为加餐，睡前加餐除主食外，还可选牛奶、鸡蛋、豆腐干等蛋白质食物，对防止夜间低血糖有利。

（4）如全天主食为350g，分6餐，可参照如下分配：早餐50g、上午9时25g、午餐100g、下午3时25g、晚餐100g、睡前50g。

343. 老年人发生短暂性脑缺血如何处理

（1）当老人突发眩晕、恶心和呕吐、跌倒时，或发现一侧肢体偏瘫、麻木等症状时，应立即让老人卧床休息，枕头不宜太高（15度~20度）。

（2）仰头或头部转动时应缓慢且转动幅度不宜过大，及时联系医院诊治。

（3）症状缓解后，用药期间注意有无皮肤瘀点、瘀斑、牙龈出血、大便颜色发黑，如有以上症状及时去医院复诊。

（4）发作缓解后应加强锻炼，如散步、慢跑、踩脚踏车等适当体育活动，以改善心脏功能，增加脑部血流量。

344. 脑卒中老人呕吐时怎样护理

（1）应将老人头部偏向一侧，解开老人的衣领，取出假牙。

（2）用纱布或手帕垫在手上，将老人舌头拉向前方，以保持气道通畅。

（3）避免呕吐物被吸入气管引起窒息或吸入性肺炎。如果呕吐物阻塞气道，老人出现呼吸困难、咽喉部痰鸣音等症状时，可用细塑料管或橡皮管插入老人咽喉部，用口吸出分泌物。

（4）最后用清水擦洗口腔，保持呼吸通畅、口腔清洁。

345. 怎样帮助吞咽困难的脑卒中老人进食

（1）选择安全又有利于进食的体位。能坐起的老人取坐位进食，头略前倾，不能坐起的老人取仰卧位，将床头摇起30度，头下垫枕使头前屈。

（2）根据老人的吞咽困难程度选择合适的饮食，以糊状食物为主，把所需食物混在一起煮成烂糊或勾芡，使食物易于形成食团便于吞咽，分次食用。

（3）老人在进食前注意休息，保持进餐环境安静、舒适；应少食多餐，进食时细嚼慢咽，防止呛咳，进食过程中不要与他人交谈。不可用吸管饮水、饮茶，用杯子饮水时保持水量在半杯以上，以防误吸。

（4）如老人呛咳、误吸或呕吐，应立即指导其取头侧位，及时清理口、鼻腔分泌物和呕吐物，保持呼吸道通畅。

（5）有意识障碍的老人应留置胃管，并正确鼻饲，鼻饲液可选牛奶、豆浆、肉汤、鱼汤、菜汤及营养素等。

346. 脑卒中老人怎样进行功能康复护理

功能康复包括被动按摩、被动运动、主动运动，坐、站、走和生活活动训练。

（1）脑卒中发生偏瘫后注意保持老人关节功能位（备注：脑卒中偏瘫期患侧肢体呈迟缓状态，由于不能运动，被动牵拉往往导致关节半脱位和周围软组织损伤，甚至长时间体位异常造成关节萎缩。）选择合适的床垫，预防关节挛缩与畸形。手呈半握拳状，肩关节呈"敬礼"位，肘关节 90度，腕关节背屈 30 度 ~40 度，膝下放枕头，髋关节伸直防止下肢外旋，踝关节 90 度。

（2）老人偏瘫肢体被动运动，定时变换体位，每 2 小时翻身 1 次，体位是健侧在下患侧在上的侧卧位或半侧卧位。帮助老人做偏瘫侧上、下肢各关节的被动屈伸、内收、外展、内外旋转等运动，由肢体近端逐渐活动到远端，每个关节每天运动 3~4 次，每次 10 遍左右。

347. 老年人癫痫发生时如何急救护理

（1）发现老人要摔倒时，应迅速扶住对方，顺势让其倒下。

（2）迅速移开老人身旁的硬物，以防其身体受到损伤，并协助其侧卧，头偏向一侧，以利于老人口鼻分泌物的流出，保持呼吸道通畅，防止呛咳或窒息。

（3）迅速将毛巾或手边衣物塞于上下齿之间，以免咬伤舌头，并将毛巾、衣服、手帕等柔软的东西垫到老人头下，解开其上衣衣扣。

（4）发作时如肢体抽搐动作较大，可适当按压，但不可强行按压抽搐的身体，尤其老年人骨质疏松，以免引起骨折。

（5）电话联系120，到医院进一步检查。

348. 怎样帮助老年人咳出痰液

（1）老人自身进行有效咳嗽排痰：帮助老人取坐位，双脚着地，上身略前倾。进行数次深而慢的腹式呼吸，深吸气末屏气，然后收缩口唇进行缓慢呼气。再深吸一口气，屏气3～5秒，进行2～3次短促而有力的咳嗽，咳嗽时用双手按压上腹部，帮助咳嗽。停止咳嗽，缩唇将余气尽量呼出，再缓慢深吸气，重复以上动作，连续2～3次循环后休息几分钟再重新开始。

（2）体弱无力，手动拍背协助排痰：协助老人取侧卧位，帮助者手呈弓形，五指并拢，或手掌弯成碗状，在老人的背部或胸部有节奏地拍打。拍打顺序为由下而上、由外向内，力量适中，重复叩击1～5分钟。拍背时避开胸骨、脊椎、肝、肾、乳房等部位。拍背时间应在饭前或饭后1小时进行。拍背过程中应观察老人的反应，若有不适及时停止。

349. 如何预防老年人支气管哮喘发作

（1）减少接触过敏原。

（2）预防呼吸道感染。肺、支气管、气管、鼻窦炎症感染可诱发哮喘。

（3）关注气候改变。寒冷季节发病率增加，因为秋冬气候转变较频多骤变，病毒性呼吸道感染较多；有些可以致敏的花粉，在春秋二季分布密度增高；温度、湿度高的时候容易使细菌繁殖；气压低的时候易使花粉、有害粉尘、刺激性气体等聚集在地面，浓度增加，容易吸入。

（4）保持情绪平稳。

（5）其他因素。冷空气、煤气的物理化学性刺激，剧烈运动后或咳嗽后，某些药物如阿司匹林、消炎痛等，都可能诱发哮喘。

350. 老年人支气管哮喘急性发作怎么办

支气管哮喘急性发作时一般有以下表现：呼吸困难，呼气时间延长，咳嗽，面色苍白或发紫，心率增快，常在每分钟 120 次以上。严重者血压下降，大汗淋漓，神志不清而出现昏迷。紧急处理方法如下：

（1）协助老人取坐位或半卧位休息；让老人抱着枕头跪坐在床上，腰向前倾，利于呼吸。

（2）迅速给予氧气吸入，以 3 升/分钟流量通过鼻导管或面罩给氧。

（3）吸入沙丁胺醇气雾剂 1~3 喷，必要时 20~60 分钟重复吸入一次。在 2~6 小时内病情仍不缓解应及时去医院急诊或联系医生。在救护医生未到来之前或去医院之前，应密切观察老人的呼吸，继续给予老人吸入气雾剂、吸氧及服药。

351. 如何预防老年人肺炎的发生

（1）积极治疗基础疾病，如肺部慢性疾病、心脏病、帕金森综合征、糖尿病、哮喘等。

（2）增加休息时间，避免劳累：定时开窗通风，保持室内空气新鲜。通风时注意保暖，避免冷空气直吹或对流。

（3）注意防止上呼吸道感染：避免接触感冒人群。必要时可在医生指导下接种肺炎球菌疫苗。

（4）增强机体抵抗力：加强身体锻炼，按时休息，避免淋雨、受寒、醉酒，防止过度疲劳。

（5）饮食要点：给予高蛋白、高热量、高维生素易消化的饮食，鼓励老人多饮水，每日至少 2000～4000mL。

（6）心理调适：避免忧郁、焦虑、紧张等不良因素的刺激，保持情绪乐观、精神愉快。

352. 患慢性阻塞性肺气肿老年人如何进行家庭氧疗

（1）长期家庭氧疗对于慢阻肺老人具有确切的疗效，能提高动脉血氧饱和度，改善缺氧，减轻症状，提高生活质量，延缓并发症的发生。

（2）老人及家庭要充分认识吸氧的重要性，每天吸氧15小时以上，老人在白天清醒、静息状态下氧流量为 1～2 升/分钟，因为高流量吸氧可加重慢阻肺病人的二氧化碳蓄积，引起肺性脑病。

（3）家庭氧疗一般采用氧气瓶或制氧机，氧气枕给氧时间短，达不到长期氧疗的目的。氧疗必须达到一定时间，如果每天小于 10 个小时或吸吸停停，其疗效将大打折扣。

353. 老年人进行家庭氧疗的注意事项有哪些

随着生活质量的提高，人们逐渐将氧疗用于家庭保健，老人如何在家中进行氧疗呢？

（1）掌握家庭氧疗的适应证，在医生的指导下进行氧疗。

（2）应认真阅读制氧机的说明书，全面掌握其使用方法。制氧机放在通风良好的地方，不可放置在旺火、助燃气体、阳光直接照射或高温的环境中，不可在制氧机附近吸烟。

（3）切记不要在饭后立即吸氧。吸氧可选择鼻导管吸氧法或面罩吸氧法，吸氧前用棉签蘸水清洗鼻腔，保证鼻腔通畅。

（4）制氧机湿化瓶中的水低于刻度时要进行更换，长期不使用制氧机时将湿化瓶的水倒掉，用时及时加水。

（5）使用制氧机吸氧前应先调整好氧气流量，再为老人插上鼻导管。停止吸氧时，先取下鼻导管再关制氧机。

（6）家庭氧疗的老人，要定期到医院检查血红蛋白含量、红细胞计数、肺功能和血气分析等，以便及时调整氧疗的方式。

354. 如何指导慢阻肺老人进行呼吸肌功能锻炼

（1）腹式呼吸方法：老人可取站位，体弱者也可取坐位或仰卧位，上身肌群放松做深呼吸，一手放于腹部一手放于胸前，吸气时尽量挺腹，也可用手加压于腹部，呼气时腹部内陷，尽量将气呼出，一般吸气2秒，呼气4~6秒，吸气与呼气时间比为1∶2或1∶3。用鼻吸气、用口呼气要求缓吸深吸，不可用力，每分钟呼吸速度保持在7~8次，开始每日2次，每次10~15秒，熟练后增加次数和时间，最后成为自然的呼吸习惯。

（2）缩唇呼吸方法：闭嘴用鼻吸气，缩唇（吹口哨样）缓慢呼气，在不感到费力的情况下，自动调节呼吸频率、呼吸深度和缩唇程度，以能使距离口唇15~20cm处、与唇等高水平的蜡烛火焰随气流倾斜又不致熄灭为宜，每天3次，每次30分钟。

355. 老年人患泌尿系感染如何护理

（1）休息。急性发作期应注意卧床休息，宜取屈曲位，尽量勿站立或坐直。保持心情愉快，避免因过分紧张加重尿频。可以听音乐、看小说、看电视或聊天以分散注意力，减轻焦虑，缓解尿路刺激征。

（2）饮食。饮食清淡、富有营养且易消化，饮水量每天2000mL以上，保证尿量在1500mL以上，每2~3小时排尿一次，达到冲洗尿路的目的。

（3）保持皮肤黏膜清洁。注意个人卫生，增加会阴清洗次数，有尿意立即排尿，排便后擦拭应从前向后。

（4）缓解疼痛。下腹部疼痛时可进行膀胱区热敷或按摩，以缓解局部肌肉痉挛，减轻疼痛。

（5）用药护理。严格遵医嘱用药，口服抗生素和碳酸氢钠，注意观察用药效果。

356. 老年人前列腺增生有哪些症状

（1）尿频：是最常见的早期症状，以夜间最突出。

（2）排尿困难：进行性排尿困难，开始表现为排尿等待及排尿无力，继而尿流变细、断续，尿后滴沥。

（3）尿潴留：常为晚期症状，严重梗阻者可导致膀胱无力，发生尿潴留或充溢性尿失禁。在受寒、运动剧烈、饮酒或食入刺激性强的食物后未能及时排尿，可引起急性尿失禁。

（4）血尿：主要在患膀胱炎症及合并结石时出现。常为镜下血尿，如果腺体表面的血管扩张破裂时可引起肉眼血尿。

357. 老年人如何预防前列腺增生

（1）适时保暖，预防感冒及上呼吸道感染。

（2）不忍尿、憋尿。忍尿、憋尿会使膀胱过度充盈，膀胱逼尿肌张力减弱，甚至发生急性尿潴留。应做到有尿意即排出，夜间少饮水。

（3）避免久坐少动。久坐可致会阴部充血，使排尿困难，应提倡力所能及的活动和锻炼，有利于症状减轻。

（4）少食辛辣刺激性食物，保持大便通畅，可减轻前列腺的负担。

（5）严格禁酒，每天要适量补充饮水，饮水过少可致脱水，尿液浓缩易形成结石。

358. 老年人前列腺增生术后如何护理

（1）生活指导。前列腺切除术后 1 ~ 2 个月内避免久坐、提重物，避免剧烈活动，如跑步、骑自行车、性生活等，防止继发性出血。

（2）康复指导。如果有溢尿现象，继续进行提肛训练，以尽快恢复尿道括约肌的功能。

（3）自我观察。前列腺增生术后可能发生尿道狭窄，若尿线逐渐变细，甚至出现排尿困难，应及时到医院就诊。附睾炎常在术后 1 ~ 4 周发生，若出现阴囊肿大、疼痛、发热等症状，及时到医院就诊。

359. 如何护理膀胱造瘘术老人

（1）指导老人尽快适应生活习惯的改变，讲解造瘘管及尿袋的性能、使用方法、护理不当可能发生的情况等，老人变换体位时，应注意尿袋位置，防止尿液反流而导致尿路感染。

（2）保持房屋清洁，减少感染机会，指导老人每日定时开窗通风、换气，衣服、被褥保持洁净。

（3）膀胱造瘘管的观察及护理。保持造瘘管通畅，为防止尿碱沉积、造瘘管阻塞，每日用生理盐水 50 ~ 100mL 自造瘘口注入膀胱，行膀胱冲洗。如引流液浑浊且坏死脱落组织较多，说明膀胱内有感染，可用 1 ：5000 呋喃西林每日 2 次间断冲洗膀胱，直至尿液清澈。根据医生的指导定期到医院更换管路。

（4）膀胱功能训练。造瘘管不宜持续放尿，持续放尿可使膀胱逼尿肌废用性萎缩，最终引起膀胱痉挛，一般 2～3 小时放尿 1 次，以维持膀胱的自律功能。

（5）保持造瘘口清洁。每日用碘伏棉球消毒造瘘口皮肤，清除分泌物，覆盖无菌敷料。

（6）饮食起居。多饮水，每日 2000mL 左右，起到自身冲洗膀胱作用，可避免膀胱内感染和小结石形成。食物易消化且富有营养，加强功能锻炼，提高身体素质。

360. 血液透析的老人动静脉内瘘如何护理

（1）每天判断内瘘是否通畅，用手触摸吻合口的静脉端，能感觉到震颤提示通畅。

（2）保持内瘘局部皮肤清洁，每次透析前清洗手臂。

（3）透析结束当天，保持穿刺部位清洁、干燥，避免弄湿。

（4）内瘘侧肢体避免受压、负重、戴手表，衣袖不要过紧；注意睡姿，避免压迫内瘘侧肢体；避免肢体暴露在过冷或过热的环境。

（5）注意保护内瘘，避免碰撞等外伤，延长内瘘使用时间。

361. 如何做好卧床老人鼻饲护理

（1）用具：50mL注射器、温热的食物、温开水、适中的空容器、干净毛巾或餐巾纸。

（2）实施护理者洗手，协助老人取半坐卧位，以预防呛咳。将毛巾或餐巾纸围在老人胸前，检查鼻胃管的位置，确定没有滑出。

（3）给鼻胃管注射食物：先用注射器抽取 20～30℃的温开水，接上鼻胃管，一手固定鼻胃管及注射器接口处，另一手缓缓推入温水，以湿润管壁，推完后反折鼻胃管开口处，避免空气进入或胃内容物倒流。抽取准备好的食物，推入前先将注射器内气体排出，再缓慢推入食物，待全部食物推入后，再抽取30℃温开水推入，以保持管路清洁，避免食物残留于管路内而腐坏。鼻饲结束后反折鼻胃管末端，用无菌纱布包裹固定。

（4）鼻饲后使老人保持半坐卧位30分钟。

（5）留置鼻胃管应每日给予口腔及鼻胃管护理，更换固定鼻胃管的胶布，观察鼻胃管避免受压、扭曲或拉出。鼻胃管约一月更换一次，根据医院的指导，请专业人员更换。

（6）每次鼻饲的量根据老人消化情况和身体需求确定，一般每次200～400mL，间隔4小时1次，每天4～5次。

362. 老视（老花眼）如何护理

（1）经常读书、看报、看近处东西的老年人，如果出现看近处的东西困难不能持久、眼睛发胀等症状，应该及时到正规医院验光检查，以确诊是否老花，并确定老花的度数。在医生的指导下配合适的老花镜。

（2）切忌在市场或者在私人眼镜店随便自行试戴、购买自认为合适的老花镜。

（3）老年人在阅读、做针线或者近距离看东西的时候，应佩戴老花镜，一般时间不宜过长，大约一个小时休息20分钟。休息的时候，可以远眺（看远处）或者做眼保健操，使眼睛有足够的放松时间，以减少眼睛胀痛等不适感。

（4）不近距离看东西的时候，不需要配戴老花镜。

363. 老年人如何做好沙眼的日常护理

（1）沙眼可以通过接触传染。一旦患上沙眼，应该将自己的毛巾、脸盆等生活用品与家人分开，并且定期将毛巾、脸盆做烫洗、消毒处理。

（2）培养良好的用眼卫生习惯，不用手揉眼睛，毛巾和手帕等要保持清洁，每天用肥皂清洗，定期开水烫洗。

（3）遵照医嘱正确使用眼药水。如果感染严重时，应及时到医院就诊，必要时遵医嘱按时使用药物。

364. 老年人怎样预防青光眼

（1）饮食指导：饮食应富含维生素、低脂，多吃鱼、蔬菜、水果。少吃刺激性的食物，如辛辣食物、油炸食物、浓茶、咖啡、酒，戒烟，避免暴饮暴食。避免快速大量饮水，一次饮水量不要超过 300mL。应少量多次饮用，以免诱发眼压升高。

（2）避免劳累，无论是体力劳动还是脑力劳动，过度劳累后都易使眼压波动，诱发青光眼。

（3）学会自我控制情绪，避免激动生气。因为不良的情绪会增加眼压。

（4）避免长时间看电影电视，夜间看电视时，应该使用壁灯。不要在光线较暗的房间内读书看报、停留过久，也不要长时间低头。

（5）如有青光眼家族史，要定期到医院检查。

（6）一旦确诊为青光眼，要充分重视，遵照医生指导坚持规律的用药、规律的复诊。

365. 老年人患慢性咽炎如何护理

（1）养成良好的生活习惯：不吸烟，不饮酒，保持愉快的心情，劳逸结合，养成良好的作息习惯，避免自主神经功能发生紊乱。

（2）排除其他疾病的诱发因素，如慢性胃炎、经常反酸、鼻部的病变也可累及咽部，因此，预防咽炎还要排除一些器官疾病的诱发因素。

（3）保持室内空气流通，空调房内不宜久留。

（4）避免食入辛辣、过冷、过烫、煎炸、带有腥味的刺激性食物，多食入富含 B 族维生素及维生素 C 的水果、蔬菜。

（5）保持口腔清洁，养成饭后漱口的好习惯，使病菌不易生长。

（6）避免长时间讲话，更忌声嘶力竭的喊叫。

（7）保持排便通畅，平时多饮水，吃容易消化的食物。

366. 老年人如何预防鼻出血

（1）老年人要积极治疗原发病：高血压患者在医生的指导下，按时服降压药，不能随便减量或停药。鼻部炎症要及时治疗，鼻黏膜干燥时，可用棉签蘸麻油少许涂鼻腔，每日3次，或用温开水蒸汽熏蒸，或使用加湿器，保持鼻黏膜湿润。

（2）生活规律，睡眠充足，起卧时动作缓慢，平时洗澡时水温不宜过高，尤其头部不能用偏烫的热水冲洗。

（3）保持心情愉快：心态平和，避免情绪波动，尤忌暴怒。戒烟酒，低盐低脂饮食，多吃蔬菜水果，保持大便通畅。

（4）注意锻炼身体，增强体质，保持良好的生活习惯，平时不要用力擤鼻、挖鼻、剧烈喷嚏等。

（5）老年人发生鼻出血，用手指紧捏两侧鼻翼，同时要平卧镇静，冷敷前额和后颈部，以促使血管收缩，减少出血。以上处理不能缓解症状时，应及时到医院就诊。

367. 如果有异物进入老年人鼻腔如何处理

（1）异物刚进入鼻腔，大多停留在鼻腔口，老年人可自己压住健侧鼻孔，用力擤鼻涕。

（2）鼻腔异物特别是网形异物擤不出或已经进入鼻腔深

处，切不可用镊子去夹，以免越来越深，应立即到医院处理。

（3）尖锐异物刺人，或异物过大，应及时到医院处理。

368. 老年人睡眠打鼾如何护理

（1）肥胖者适当减肥：通过控制饮食、适量运动来减轻体重。颈部脂肪组织的堆积可使气道变窄。注意休息，少吃油腻辛辣食物，多吃水果蔬菜，多参加体育锻炼。

（2）戒烟戒酒：吸入的烟雾直接刺激口咽部软组织，引起慢性炎症，导致局部组织充血水肿和增生，是鼾症的加重因素。酒精能减低上呼吸道肌肉的紧张度，增加睡眠时异常呼吸的频率，酒精也可使憋醒延迟，从而延长呼吸暂停。

（3）侧卧位睡眠：平卧时由于重力作用，舌根及软腭组织往后坠，易阻塞上气道；另外在平卧位时，腹部组织向上挤压膈肌，容易降低肺通气量，所以，建议老人侧卧位，最好右侧卧位。

（4）忌用镇静药：延长睡眠时间或服用镇静、催眠剂无法解决鼾症引起的疲劳及白天困倦，多数老人会在晨起时仍昏昏欲睡，头痛头晕。

（5）适当锻炼，预防感冒，减少呼吸道感染，避免加重上气道阻塞。

369. 老年人发生突发性耳聋如何护理

（1）首先去医院就诊，查明原因。

（2）突发性耳聋的老人应在家安心静养，尤应避免接触噪声或过大的声音。保持家庭环境整洁，老人心情舒畅。

（3）预防感冒，有一部分突发性耳聋的老人可能与感冒有间接关系，故预防感冒可减少一个发病因素。

（4）注意勿过度劳累，做到起居有时、饮食定量。

（5）情绪稳定，忌暴怒狂喜，因为这些均可使人体内神经体液调节失去平衡，造成耳部血循环障碍，发生耳聋。

370. 老年人初戴助听器要注意什么

（1）把助听器音量调小些，练习适应自己的声音。先在安静的环境下，两个人面对面、一对一谈话，以后逐渐慢慢适应多个人交谈。上街时，可把音量调小些。

（2）开会或听演讲时，最好坐在中间或距离讲台 3m 以内位置。看电视或听收音机的噪音适应较慢，根据自己的情况慢慢调整音量。

（3）开始使用助听器可间断戴，如感觉耳朵和大脑都累了可取下来休息几小时，逐渐延长每天的使用时间，缩短或减少不戴的时间。

（4）晚上睡觉时，可取下助听器打开电池盖，既通气又省电。

371. 长期卧床的老年人如何预防压疮

（1）避免皮肤长期受压。定时翻身，更换卧位，每 2 小时翻身一次，必要时可缩短间隔时间，在帮助老人翻身时一定要抬起老人的身体，避免拖、拉、拽等动作。

（2）保护骨骼隆突处及支撑身体空隙处，在老人身体空隙处垫软枕、糜子垫、气圈等，降低局部压力。

（3）保持老人皮肤及床单清洁干燥，每日用温水擦浴，及时清理大小便或其他污染，更换尿垫或被褥时保持床铺平整无碎屑，使用便盆时预防擦伤皮肤。

（4）意识清醒的老人，指导老人进行自主活动或被动帮助活动，以促进血液循环，避免皮肤压伤。

（5）营养支持，给予高蛋白、高热量、高维生素饮食，以改善全身营养，减少压疮发生的危险。

372. 老年人如何预防尿失禁

尿失禁是老年人颇为常见的一种病症，其症结在于控制排尿的括约肌因年老体衰而收缩乏力。典型症状是老人在站立时因咳嗽、大笑、打喷嚏、举重、跑跳、上楼梯及其他剧烈活动使腹压突然增高而尿液不自主地由尿道流出。轻者只是偶尔流出数滴，重者则经常不断滴沥。预防尿失禁的训练方法如下：

（1）间断排尿训练：指导老人在每次排尿过程中控制暂停排尿 3~5 秒钟后再继续将尿液排出。

（2）提肛训练：指导老人取立、坐或侧卧位，与呼吸运动相配合。深吸气时，慢慢收缩尿道口和肛门，此时感到尿道口和肛门紧闭，并有使肛门向上提的感觉，接着屏气 5 秒钟，然后呼气时慢慢放松尿道口和肛门。这样每次连续收缩、放松训练 10 下，每天训练 3 次。

（3）防止尿道感染：养成大小便后由前向后擦手纸的习惯，性生活前、后用温开水洗净外阴，性生活后立即排空尿液，如发生尿痛、尿频、尿急的尿路感染症状，在医生指导下使用抗感染药物，在炎症初期快速治愈。

（4）有规律的性生活：更年期绝经后的女性老人继续保持有规律的性生活，能明显延缓生理性退变，降低尿失禁的发生率，提高健康水平。

373. 怎样指导尿失禁老人正确训练

尿失禁是老年人最为常见的健康问题，严重影响老人的生活质量，正确的骨盆肌、膀胱训练可有效改善尿失禁。

骨盆肌训练：可分别在不同体位进行训练。

（1）站立位：指导老人双脚分开与肩同宽，尽量收缩骨盆肌肉并保持 10 秒钟，然后放松 10 秒钟，重复收缩与放松 15 次。

（2）坐位：指导老人坐在可使大腿与地面保持平行的椅子上，双脚平放于地面，双膝微微分开与肩同宽，双手放于大腿上，身体微微前倾，尽量收缩骨盆肌肉 10 秒钟，然后放松 10 秒钟，重复收缩与放松 15 次。

（3）仰卧位：协助老人仰卧于床上，双膝微屈约 45 度，尽量收缩骨盆肌肉 10 秒钟，然后放松 10 秒钟，重复收缩与放松 15 次。

（4）每天可选择一种方式，结合自己的体能进行训练。

膀胱训练：通过训练课增加膀胱容量，延长排尿时间，具体步骤如下：

（1）指导老人白天每小时饮水 150~200mL，并记录饮水量和时间。

（2）根据老人平时排尿间隔时间，鼓励老人在急迫性尿意感发生之前排尿。

（3）老人若能自行控制排尿，2 小时没有尿失禁现象，则可将排尿时间再延长 30 分钟，训练逐渐进行，直到将排尿时间逐渐延长至 3~4 小时。

374. 老年人留置尿管如何护理

（1）鼓励饮水以利于排尿，达到冲洗的目的。经常更换卧位，防止尿液浑浊、沉淀、结晶及泌尿系感染和结石的形成。

（2）每天用 0.5% 碘伏棉球擦拭尿道口 1~2 次（老年男性应擦净尿道口、龟头及包皮周围的分泌物，老年女性应注意洗净大小阴唇阴道前庭的分泌物）。

（3）保持尿管通畅，不可受压、扭曲、折叠，活动及翻身时避免牵拉尿管。

（4）观察并记录尿液的颜色、量及性状，发现异常及时就诊。

（5）下床活动时避免尿袋高于尿道口水平面，防止逆流，引起感染。

（6）适当进行膀胱功能锻炼。即日间每 2~3 小时放尿 1 次，夜间每 3 小时放尿 1 次，放尿时提醒老人参与排尿意念及动作。

375. 如何帮助留置尿管的老人更换尿袋

（1）准备好消毒碘伏、一次性尿袋，保证在有效期内。

（2）先观察现留置尿袋中尿液的颜色、量有无异常，再行更换。打开留置尿袋放尿端口，排空尿袋内尿液，关闭放尿端口，夹闭引流管上的开关，取下尿袋将连接尿管口端置于尿袋上卷起放置在一旁。

（3）用碘伏消毒尿管端口及外周，检查并旋紧待更换尿袋的放尿端口。取下新尿袋引流管端口的盖帽，将引流管端口插入导尿管内。

（4）松开引流管上的开关，观察尿液引流情况，引流通畅，夹闭引流管上开关，每两小时放尿一次，用别针或固定带将尿袋固定在床旁。

376. 老年人怎样预防吸入性肺炎的发生

吸入性肺炎是指吸入食物、胃内容物及其他刺激性液体引起的肺炎，严重者可发生呼吸衰竭而致死亡。

（1）掌握正确的进餐方法：在老人进餐前先协助咳痰或吸痰，平稳后再进餐，进餐时一定要取坐位或抬高床头，餐后 30 分钟再让老人平躺。如果有胃管，每次注食时要先回抽胃液，有胃液才能注入食物，同样要取半卧位，注入速度要慢，一次量应该少于 200mL，每次 15～30 分钟为宜，进餐后 1 小时可进行吸痰或辅助排痰。

（2）保持口腔清洁：饭后漱口，口腔黏膜有溃疡或糜烂，要及时给予处理。若不能自己漱口，可以用浸有生理盐水的棉签或棉球清洗口腔，但要注意棉球不能过湿，并且要清点棉球的数目，防止遗落在口腔而致窒息。

三、意外伤害护理

377. 怎样正确拨打 120

（1）拨打 120 时，切勿惊慌，保持冷静，讲话简练易懂。

（2）讲清老人所在详细地址，如"××区××路××号××室"，不能因泣不成声而诉说不全，也不能只交代在某商场的旁边等模糊地址。

（3）说清老人的主要病情及伤情，诸如呕血、昏迷或从楼梯上跌落等，使救护人员做好相应的急救准备。

（4）保持畅通的联系方式，便于救护人员与呼救人员继续联系。

（5）挂断电话后，应有人在有明显标志处的社区、住宅门口或农村交叉路口等候，引导救护车的出入。

378. 老年人意外跌倒原因有哪些

（1）大脑反应迟缓：老年人视力下降，对险情不能及时发现，容易跌倒。

（2）姿势控制力降低：衰老造成神经系统功能降低，造成生理性姿势控制能力降低，行走时容易跌倒。

（3）肢体协调减弱：老年人肢体活动不灵活，肌肉力量减弱，腿移动太慢，行走时容易跌倒。

（4）心脑血管疾病：如脑血栓、脑出血后遗症，肢体活动不灵活，容易跌倒。

（5）药物因素：长期服用安眠药、镇静药，老年人站立不稳，容易跌倒。

（6）环境因素：室内家具放置不合理，开门方向设计不合理，室内光线不充足，地面不平整或湿滑地面未使用防滑材料等。

379. 怎样预防老年人跌倒

（1）室内外进行无障碍设计：减少地面的高低差，室内地面采用防滑材料或垫防滑垫，浴缸不宜过高并安装扶手。

（2）家具减少棱角：家具从实用出发，外露部分尽量减少棱角，床与沙发最好稍硬，不宜过软。

（3）通道：走廊宽阔，无障碍物。脚垫不易滑动，放置安全。

（4）楼梯：设置扶手，台阶平整无破损，上下台阶分明。

（5）灯光、色彩布置合理：老人大多视力有所下降，室内光源尽可能明亮一些，在走廊、卫生间和厨房的局部、楼梯、床头等处尽可能安装一些灯，开关设置合理。

（6）卫生间：安设高度适宜、有扶手的坐便器。

（7）床：床最好一侧靠墙，床的高度比一般床要低（距地面45cm）。

380. 老年人突然跌倒如何处理

老人突然跌倒，首先判断意识是否清楚，然后根据具体情况给予应对处理。

意识清楚者：

（1）询问老人跌倒情况，如记忆清楚无不适者协助老人站立，坐或卧位休息，继续观察老人的反应。

（2）如老人对跌倒过程无记忆，突然晕厥跌倒，可能有脑血管意外，询问老人头痛、语言表达，检查老人手脚肢体活动、感觉，有无腰痛、大小便失禁等情况，不要随意搬动老人，可协助半坐位，及时联系120送医院救治。

（3）如有外伤、出血等情况，检查伤口，给予简单止血处理，必要时可送医院进一步处理。

意识不清者：

（1）立即拨打120急救电话。

（2）协助老人头偏向一侧，保证呼吸通畅。

（3）如有抽搐情况，协助老人身体下垫软物，防止碰伤、擦伤，必要时给老人嘴里咬上毛巾或软布等，防止舌咬伤。不要硬掰抽搐肢体，防止肌肉、骨骼损伤。

381. 老年人吃饭时卡到鱼刺如何处理

（1）立即停止进食，减少吞咽动作，以免将鱼刺吸入喉腔或刺人喉部软组织。

（2）低头弯腰，做猛咳动作，或用一只筷子刺激咽后壁，诱发呕吐，如果鱼刺刺入软组织不深，即可被挤压喷出。

（3）如仍然无效，可用汤匙或牙刷柄压住舌头的前部分，举起手电筒或小镜子，仔细观察喉部，发现鱼刺可用镊子夹住，轻轻拔出，如卡刺者咽部反射敏感，恶心难以配合，可以让其张开嘴，发"啊"的声音，以减轻不适。

（4）如还是不能解决，说明鱼刺位置较深，不易发现，这时要及时到医院就诊，医生使用专业器具取出鱼刺。

（5）当鱼刺卡在嗓子里时，千万不能让老人囫囵吞咽大块馒头、烙饼等食物。虽然这样做有时可以把鱼刺推入胃内，但因为不恰当的处理，不仅没把鱼刺除掉，反而使其刺得更深，更不易取出，严重时会造成感染，甚至刺破食管或大血管，带来生命危险。

382. 老年人发生噎呛如何处理

（1）当老人饮食过程发生呛咳时，立即协助老人低头弯腰，身体前倾，下颌朝向前胸。

（2）如食物残渣堵在咽喉部危及呼吸时，应协助老人再次低头弯腰，可在其肩胛下缘快速连续拍击，使残渣排出。如仍不能排出，协助老人取头低足高侧卧位，以利于体位引流，用筷子或光滑薄板插在老人上下牙齿之间，清理口腔、鼻腔、喉部的分泌物和异物，以保持呼吸道通畅，在第一时间尽可能自行去除堵塞气道异物的同时，尽早拨打 120 送往医院救治。

（3）为预防噎呛的发生，平时可指导老人进行吞咽功能锻炼。

面部肌肉锻炼：包括皱眉、鼓腮、露齿、吹哨、龇牙、张嘴、咂唇等。

舌肌运动锻炼：使舌尖在口腔内左右用力顶两侧颊部，并沿口腔前庭做环转运动。

软腭训练：需家人协助老人训练，嘱老人张口后用筷子或勺子压住舌面，用冰棉签于软腭上快速摩擦，以刺激软腭，嘱老人发出"啊、喔"声，使软腭上抬，利于吞咽。

383. 老年人发生气管异物如何处理

（1）海姆里克腹部冲击法：清醒老人，可采取站立位或坐位，迅速看清其口腔内的异物，施救者位于老人背后，双手环抱其腰，一手握拳，拇指顶住老人的上腹部，快速向内上方施力，冲击数次，帮助清除气管内异物。对于昏迷卧床老人，取平卧位，头后仰偏向一侧，迅速清除口腔内所见异物，施救者骑跨于老人肢体两侧，双手重叠，掌根置于老人上腹部，快速向内上方施力冲击数次，清除气管内异物。

（2）拍背法：最多 5 次。施救者站到一边，稍靠近老人身后，用一只手支撑老人的胸部，使老人身体保持前倾，用另一只手的掌根部在老人两肩胛骨之间进行大力拍击。每次拍背后要检查是否解除了呼吸道梗阻，不一定要做满 5 次。

（3）如果老人发生气管异物时旁边无人，老人应迅速采取自救措施。先保持站立，下巴抬起，使气管变直，然后单手握拳，以拇指关节顶住自己上腹部心窝处，另一只手的手掌压在拳头上，用力向上冲压，加大腹内压将食物或异物冲出；亦可用椅子背部边缘或桌子边缘代替拳头顶住上腹部进行冲压清除。

（4）家庭急救的同时应拨打120急救电话求救，或迅速送老人到医院救治。

384. 老年人发生烫伤如何处理

应对烫伤常用冷却治疗，但不恰当的冷却治疗会造成老人再次损伤或加重老人的皮肤伤害。冷却治疗应遵循以下处理要求：

（1）冷却治疗主要用于Ⅰ至Ⅱ度烫伤，指皮肤灼红、疼痛、大小不等的水泡。重度烫伤立即用清洁被单等包裹后迅速送往医院治疗。

（2）老人发生烫伤后，5分钟内立即进行冷却治疗，将伤处浸在凉水中，或将冰块用毛巾包裹敷于烫伤处，冷却30分钟再涂抹烫伤膏于烫伤部位。

（3）若不能将烫伤部位浸泡在水中，可将烫伤部位用毛巾包好，在毛巾上浇冷水或用冰块冷敷。

（4）若烫伤处水泡已破，不可浸泡以防感染，可用无菌纱布或干净毛巾包裹冰块冷敷烫伤周围，以减轻疼痛。

（5）若穿着衣服或鞋袜部位烫伤，切忌不要急忙脱去烫伤部位的衣服或鞋袜，以免表皮随同一起脱落，先用冷水或食醋隔着衣服、鞋袜浇到烫伤部位及周围，然后再脱去衣服或鞋袜进行冷却处理。

385. 老年人药物中毒时应如何紧急处理

老年人往往同时患有多种疾病，常接受多种药物治疗。老年人又常常因神经系统的衰老而伴有精神及思维的异常，出现服药过量、滥用药物等情况而引起药物中毒。在发现老人药物中毒时，首先要查明误服药物的名称、服用时间及剂量，在送医院治疗或医生未到之前，先做一些临时的急救工作。

（1）若是服用了大量的安眠药、有机磷农药、石油制品及强酸、强碱性化学液体等毒性或腐蚀性较强的药物时，原则上立即到就近的医院抢救。医院离家较远的，在呼救急救车的同时进行现场急救。

（2）如老人清醒，中毒在 6 小时以内的，应立即催吐以加快毒物的排除。让老人大量饮用温水，在水池或马桶边用手指、筷子、汤匙等刺激咽后壁和咽弓，反射性地引起呕吐。如此反复至少 10 次，直至吐出物澄清、无味为止。若超过 6 小时，毒物已进入肠道，催吐也就失去了意义。

（3）如果老人呈昏迷状态或出现抽搐、惊厥症状，服用腐蚀性（或强酸、强碱）毒物，有食管静脉曲张、胃溃疡、严重心理衰竭和全身极度衰竭等情况禁止催吐。应迅速将老人平卧，头偏向一侧，注意保暖，严密注意患者的呼吸、脉搏，有条件时测量血压的变化。

（4）老人经临时急救后，应立即送医院进一步救治。特别要注意的是应将误服药品或毒物的瓶子及老人的呕吐物一同带往医院进行检查。

386. 老年人发生食物中毒时应如何紧急处理

在家老人一旦出现上吐、下泻、腹痛等食物中毒情况，千万不要惊慌失措，首先应立即停止食用中毒食物，冷静地分析中毒的原因，针对引起中毒的食物及进食时间，及时采取如下应急措施。

（1）催吐。如果有毒食物进食时间在 2 小时之内，而无明显呕吐者，可先用手指、筷子刺激舌根部催吐，或让中毒者饮用大量温开水并反复自行催吐，以减少毒素的吸收。如经大量温水催吐后，呕吐物已为较澄清液体时，可适量饮用牛奶以保护胃黏膜。如在呕吐物中发现血性液体，应想到可能出现胃、食道或咽部出血，此时应停止催吐。

（2）导泄。如果进食中毒食物的时间较长，一般 2～3 小时，而且精神较好时，则可服用泻药，促使中毒食物尽快排出体外。一般用番泻叶、大黄煎服或用开水冲服。

（3）利尿。大量饮水，稀释血中毒素的浓度，并服用利尿药。

（4）老人若出现脸色发青、冒冷汗、脉搏虚弱时，要立即送医院，谨防出现休克症状。一般来说，进食短时间内即出现这些症状，往往是重症中毒。很多食物中毒的老人不能及时发现自己的中毒症状，往往在送到医院的时候，症状已经非常严重。因此，食物中毒后早期的发现和处理十分重要。

另外，确定中毒物质对治疗来说十分重要，所以要保存导致中毒的食物，提供给医院化验。如果身边没有食物样本，也可保存患者的呕吐物或排出物，方便医生尽快确诊和及时救治。

387. 老年人如何预防中暑

（1）盛夏，天热出汗多导致体内水分和盐分丢失过多，老人应多补充水分，不要等到渴的时候再去喝水，口渴说明体内水、盐已经失衡。老人机体代谢较慢，不宜喝冰水或饮料，以免刺激血管收缩，导致中暑或感冒，应多食瓜果、蔬菜及解暑汤。家庭常见的绿豆汤、雪梨汤、西瓜皮汤等都可起到降温解暑的功效。此外，多饮金银花、野菊花之类的花茶有祛湿防病之效。

（2）夏季，老人的饮食以清淡为主，多吃番茄、青菜、莴苣等富含维生素的蔬菜类食物，少吃油腻、烧烤、辛辣刺激性食物。高温环境下，老年人体内蛋白质分解较快，需多吃富含优质蛋白质的鱼、虾、瘦肉和豆制品，以此调节身体的营养平衡。

（3）高温天气，老人的住所要严格控制好室内温度。开空调时，温度一般保持在25～28℃。开空调的房间不能长期关闭，应定时开窗通风换气。老人不宜频繁出入冷热环境，在冷环境下毛孔收缩，进入热环境时人体热量不能及时散发，极容易中暑。患有冠心病、高血压、动脉硬化等慢性疾病的老人不可长期待在冷气环境中，应当适量活动四肢，加速血液循环。遇高热天气，尤其是每天中午 11 点至下午 2 点，尽量减少外出。

（4）老人夏日要养成良好的午睡习惯，午睡能让大脑和身体器官得到放松，消耗的体力得到恢复，新陈代谢得到良性运转。老人每天中午宜休息 1~2 小时，休息室最好保持自然室温，避免躺在空调的出风口或电扇前，以免感冒。

（5）老人夏季外出时要带上防暑工具，如遮阳伞、太阳镜等，不要长时间在太阳下暴晒，注意到阴凉下休息，年老体弱者外出时一定要有家人陪同。患有高血压、心脏病的病人，高温季节要尽可能减少外出活动，防止烈日暴晒。高温天气外出，应注意穿轻薄、宽松、透气性好的白色或浅色衣服，戴宽边草帽或遮阳伞，谨防中暑。

（6）老人夏天要养成良好的卫生习惯，每天洗澡、擦身。进行户外运动应选择早晨和傍晚气温相对低的时间，可以选择快走、体操之类的有氧运动，运动强度不宜过大。

388. 老年人中暑时应如何紧急处理

一般老年人对中暑症状反应较慢，出现明显症状时已处于中度中暑状态。因此，当老年人出现食欲减退、软弱无力、心悸胸闷、精神迟钝等"先兆中暑"症状时，就必须采取急救措施。

（1）应立即把中暑老人移到通风、阴凉、干燥的地方，如通风的房间、走廊或者树荫下面。

（2）尽量让老人采取仰卧的姿势，立即解开衣扣，脱去或者松开衣服。衣服潮湿的话，换上干净的衣服，还可以打开电扇和空调来帮助散热。

（3）应该让老人尽快降低身体的温度到38℃左右。具体的做法是用温水擦拭老人的全身，也可以用温水洗澡15～30分钟。还可盆浴，水位以浸没乳头为度，老年体弱者和心血管病患者，水温不能过低。用毛巾擦浸在水中的老人身体四周，一般擦15～30分钟，即可把体温降至37～38℃。

（4）如果老人意识清醒或者已经降温变得清醒，可以饮服绿豆汤或者淡盐水来帮助解暑。

（5）对于重症的中暑老人，要立即拨打"120"，到医院实施紧急救治。

389. 老年人发生骨折应如何正确急救

骨折的老年人若现场处理不当，往往会延长住院时间或发生并发症，甚至造成伤肢残疾。另外，老年人大多患有冠心病、高血压、糖尿病、慢性支气管炎等慢性疾病，一旦因骨折长期卧床，这些疾病可能复发或加重，结果是骨折与慢性病相互影响、恶性循环。因此对骨折的正确急救非常重要。

（1）锁骨骨折症状：锁骨变形，有血肿，肩部活动时疼痛加重，患侧肩下垂。

处理：尽量减少对骨折部位的刺激，以免损伤锁骨下血管，只用三角巾悬吊上肢即可。如无三角巾可用围巾折叠代替。

（2）上臂骨折（肱骨干骨折）症状：患侧上臂肿胀、瘀血、疼痛，活动时出现畸形，上肢活动受限制。

处理：使用夹板时，先放后侧，再放前侧，最后放内、外夹板，然后用 4 条绷带或 2~3 条三角巾固定。由于桡神经紧贴肱骨干，固定时骨折部位要加厚垫保护以防止桡神经损伤（桡神经负责支配整个上肢的伸肌功能。桡神经一旦受损，便不能伸肘，不能抬腕，手指伸直有障碍）。同时肘部要弯曲，悬吊上肢。如果现场没有夹板等固定物，可用三角巾将上臂固定在身体上，方法是将三角巾叠成宽带后通过上臂骨折部位绕过胸前和胸后在对侧打结固定，同样上臂也要悬吊于胸前。

（3）前臂骨折症状：前臂骨折分桡骨骨折、尺骨骨折，或桡尺骨双骨折，活动时有非关节运动，显现畸形，局部压痛明显。

处理：前臂骨折对血管神经损伤机会不大。可用小夹板或用上下两块木板固定，肘部弯曲 90 度悬吊于胸前。也可用书本垫于前臂下方直接吊起前臂。

（4）股骨骨折（大腿骨骨折）症状：股骨骨折是老年人常见骨折，以女性多见。损伤大时出血多，易发生休克。骨折后髋骨疼痛，移动患肢更明显，大腿肿胀、疼痛、变形或缩短。

处理：如果有条件，可用一块长夹板从伤侧腋窝下到脚后跟，一块短夹板从大腿根内侧到脚后跟，同时将另一条腿与伤肢并拢，再用7条宽带固定，固定时在膝关节、踝关节骨突出部位放上棉垫保护，空隙的地方要用柔软物品填充。固定时先从骨折上下两端开始，然后固定膝、踝、腋下和腰部。足尖保持垂直位置固定。如果没有夹板也可用三角巾、腰带、布带等将双腿固定在一起，注意双膝、双踝及双腿间隙之间垫好衬垫。

（5）小腿骨折症状：局部疼痛、肿胀、功能障碍，患肢缩短或畸形。

处理：小腿骨折固定时，切忌固定过紧，同时在骨折部位加厚垫保护。用夹板固定时，最好用5块夹板，如果只有2块木板，则分别放在伤腿的内侧和外侧；如只有1块木板，就放在伤腿外侧或两腿之间，再用绷带或三角巾分别固定膝上部、膝下部、骨折上、骨折下及踝关节处。同样要保持足尖垂直，"8"字形固定；如果没有夹板，可将两条腿固定在一起，方法同股骨骨折固定。

（6）脊柱骨折发生在颈椎和胸腰椎。怀疑有骨折，尤其是脊柱骨折时，不能让受伤者试着行走，且搬运脊柱骨折者一定要用木板床，防止脊髓损伤加重。否则一旦骨折块移位压迫脊髓、损伤马尾神经会导致瘫痪。

①颈椎骨折：将围领套在脖子上，防止颈椎活动。然后再用报纸、毛巾、衣物等卷制成颈套，从颈后向前围在颈部。颈套粗细要能限制双侧下颌活动。

②胸腰椎骨折：有条件时可用一长、宽与伤者身高、肩宽相仿的木板固定。固定时先将患者侧卧，动作要轻柔，并自始至终保持伤者身体长轴一致。头颈部、头踝部及腰后空虚部位要垫实。另外，运往医院前要用宽带把伤者双肩、盆骨、双腿及双脚固定，以免颠簸、晃动。

390. 老年人发生踝关节扭伤后应如何进行紧急处理

在生活中，老年人很容易发生踝关节扭伤，一旦发生足踝部损伤，应按以下方法进行紧急处理。

（1）立即停止行走、运动或劳动等活动，取坐位或卧位，同时把足部垫高，以利于静脉回流，从而减轻肿胀和疼痛。

（2）立即用冰袋或冷毛巾敷于受伤表面，使毛细血管收缩，以减少出血或渗出，从而减轻肿胀和疼痛。在没有冰块的情况下，可以买些冰棍和雪糕，砸碎后敷于伤处。

（3）冷敷的同时或冷敷后可用绷带、三角巾等布料加压包扎踝关节周围。也可用数条宽胶布从足底向踝关节及足背部粘贴、固定踝关节，以减少活动度，减轻对受伤的副韧带或肌肉的牵拉，从而减轻或避免加重损伤。

（4）如已发生或怀疑发生骨折，应选择两块长约30cm的木板或硬纸板分别放在受伤部位的两侧，并在受伤部位加放棉垫、毛巾等，然后再用绷带或三角巾等物把两块木板包扎固定，到医院进一步诊断救治。

（5）受伤后切忌推拿、按摩受伤部位，切忌立即热敷，热敷需在 24 小时后进行。

391. 老年人突发腰扭伤时应如何进行紧急处理

急性腰扭伤为一种常见病，多由姿势不正、用力过猛、超限活动及外力碰撞等造成软组织受损所致。受伤后立即出现腰部疼痛，呈持续剧痛，次日可因局部出血、肿胀使腰部活动受限，不能挺直，俯、仰、扭转困难，咳嗽、打喷嚏、大小便时可使疼痛加剧。

一旦发生以上情况，可酌情选用以下几种方法。

（1）按摩法：老人取仰卧姿势，家人用双手掌在脊柱两旁，从上往下边揉边压，至臀部向下按摩到大腿下面、小腿后面的肌群，按摩几次后，再在最痛的部位用大拇指按摩推揉几次。

（2）背运法：让老人与家属背靠背站立，双方将肘弯曲相互套住，家人低头弯腰把患者背起并轻轻左右摇晃，同时让老人双足向上踢，3~5 分钟后放下，休息几分钟后再做。一般背几次后，腰痛会逐渐好转，以后每天背几次直至痊愈。

（3）热敷法：用炒热的盐或沙子包在布袋里，热敷扭伤处，每次半小时，早晚各一次，注意不要烫伤皮肤。

（4）尽量采取舒适体位，或侧卧或平卧屈曲，膝下垫上毛毯之类的物品，最好是硬板床，扎宽腰带。

腰扭伤如果处理不当，会反复发作，甚至可能发展成腰椎间盘脱出。因此，平时应注意锻炼腰肌。

392. 老年人外伤出血怎样处理

（1）首先评估出血种类，若为表浅的毛细血管出血或伤口出血量少，可先用流动的清水冲洗伤口，用创可贴缠绕按压止血、固定即可。

（2）若为大静脉或动脉出血，需给予伤口加压包扎止血，用消毒纱布或清洁的手帕覆盖伤口，用绷带加压包扎。必要时使用止血带，立即送往医院处理。

（3）止血带止血适用于四肢大动脉出血，用止血带将出血伤口靠近心端一端扎住，止血带松紧适宜，扎止血带时间不宜过长，每隔40~50分钟放松一次，每次放松1~2分钟。止血过程中随时观察老人伤口远端皮肤颜色及温度，避免皮肤发生紫绀或皮肤温度下降。

393. 老年人被猫、狗咬伤后如何处理

（1）彻底冲洗伤口。用3%~5%肥皂水彻底冲洗，尽可能去除动物的唾液，冲洗时间为15分钟，切忌用嘴吮吸伤口以防止口腔黏膜感染。

（2）彻底冲洗后可再用2%~3%碘酒、碘伏或者75%酒精涂擦伤口。

（3）局部伤口原则上不包扎、不涂软膏，以利于伤口排毒。

（4）到医院注射破伤风抗毒素及狂犬疫苗。

四、临终护理

394. 临终关怀应给予哪些护理

（1）设置安静舒适的休养环境，室内清洁，阳光充足，温湿度适宜。房间布置符合老人的要求，增加同亲人团聚的机会，减少感染。

（2）临终关怀不是以延长临终者的生命时间为主，而是为了提高临终生活质量，因此要做好必要的生活护理，让老人感到舒适。

（3）饮食护理：根据老人食欲下降的特点，给予清淡、易消化、能满足身体营养需求、符合老人饮食习惯的食物。

（4）生活护理：及时清除口腔分泌物，保持口腔清洁；每天用温水擦浴，保持皮肤清洁；定时更换衣物和被褥，预防皮肤压疮和感染；定时按摩腹部，保持大便通畅。

395. 临终前如何做好老年人饮食护理

（1）关心老人的膳食喜好，鼓励老人保持愉快的心情，在轻松的环境下进食。

（2）用各种温和及老人喜欢的调味料，经常变换烹调方式，注意食物的色、香、味。

（3）少量多餐，多变换方式食用浓缩型食物，如高蛋白、高热量饮食。

（4）若病情允许，餐前做适度的活动，或食用少许开胃饮料，如酸梅汤、果汁等。

396. 老年人临终前出现呼吸困难如何护理

（1）帮助老人及时吸出口腔内的痰液和分泌物。

（2）当老人出现呼吸表浅、呼吸急促、呼吸困难或有潮式呼吸时，立即给予吸氧。

（3）根据老人情况取半坐卧位或抬高头与肩。

（4）当出现痰鸣音，即所谓的"濒死喉声"，可使用湿冷的气雾进行雾化，稀释分泌物帮助咳出。

（5）对于张口呼吸者，用湿巾或棉签湿润口腔，或用润唇膏湿润口唇，睡着时用薄纱布遮盖口腔。

397. 老年人临终前出现大出血如何处理

（1）当发生呕血、便血、阴道出血等大出血时，陪伴者握紧老人的手，减轻或消除其精神紧张和情绪波动。

（2）胃肠道出血者一般应禁食 24～48 小时，胃部给予冷敷。

（3）呕血时协助老人，防止发生误吸。

（4）便血频繁者，可在肛周垫上纸垫，每次排便后应擦拭干净，保持臀部清洁。

398. 老年人临终前大小便失禁时如何处理

（1）持续大小便失禁者可使用纸尿裤、尿袋，保持床单清洁、干燥。

（2）定时给予尿壶、便盆或提醒老人大小便，养成排泄习惯。

（3）将尿壶、便盆等放置在床边易取用的位置，方便老人自行使用。

（4）给老人穿着容易脱下的衣服。

（5）保持室内空气清新，关心老人的感受，给予谅解、安慰及支持，减少老人的心理压力。

399. 临终前如何护理老年人的伤口

（1）实施护理者洗净双手。

（2）将清洗伤口所需的药品、纱布、棉签、消毒液等备齐带至老人身边。

（3）老人处于舒适体位，并保持室内温暖。

（4）更换敷料时，若敷料紧贴皮肤，不能用力撕去，应用棉球蘸温水或盐水轻轻湿润敷料，轻撕使之与皮肤分开。

（5）观察伤口情况，用消毒镊子夹取棉球蘸消毒剂，清洗伤口，清洗时由内而外，每个棉球使用一次，清洗干净为止。

（6）待消毒剂干后，覆盖消毒纱布，用胶布或绷带固定，将污染的敷料放入垃圾桶，清洗双手。

400. 临终护理需要注意什么

（1）临终老人一般有五个行为改变，即否认、生气、挣扎、压抑和接受。护理人员应了解老人的心理需要，减轻他们对死亡的恐惧。帮助老年人正确对待生命和疾病，从死亡的恐惧不安中解脱出来，以平静的心情看待死亡。

（2）一旦老人知道自己将离开人世，护理人员应该给予最大的心理安慰和支持，耐心观察，鼓励老人表达自己的意见，从老人的言语和非言语中了解他们的真正需求，要主动配合病人和家属，帮助解决实际问题，充分体现对老年人的尊重。

（3）了解老人临终前的心愿，倾听老人的心事，尽量满足老人的要求，使其没有遗憾地离开人间。不断地对昏迷老人讲话是很重要而有意义的。

（4）尊重老人的民族习惯及宗教信仰，满足其精神及自尊的要求，护理人员要尽量保持老人身体的清洁和衣着的整洁，使其死得有尊严。护理人员要对临终老人表达明确、积极、温馨的关怀，直至他们离去。

（5）对临终老人躯体的护理应尽量照顾老人的自尊心，维持其尊严，保持身体的完整形象。

参考文献

［1］中华人民共和国卫生部．中国慢性病防治工作规划
（2012－2015年）［N］．卫生部公报，2012－8－17
（5）．

［2］高血压联盟（中国），国家心血管病中心，中华医
学会心血管病分会，中国医师协会高血压专业委员
会，《中国高血压患者教育指南》编撰委员会．中
国高血压患者教育指南［J］．中华高血压杂志，
2013，21（12）：1123－1145.

［3］中国高血压防治指南修订委员会．中国高血压防治
指南2010［J］．中华高血压杂志，2011，18（8）：
701－734.

［4］中华医学会糖尿病学分会．中国2型糖尿病防治指南
（2013年版）［J］．中国糖尿病杂志，2014，22（8）：
2－42.

［5］中华医学会呼吸病学分会慢性阻塞性肺疾病学组．慢
性阻塞性肺疾病诊治指南（2013年修订版）［J］．中
国医学前沿杂志（电子版），2014，6（2）：67－80.

［6］中国医师协会心血管内科医师分会，中华医学会心
血管病学分会，中国康复医学会心血管病专业委员
会，中国老年学学会心脑血管病专业委员会，等.

心血管疾病防治指南和共识（2014）［M］．北京：人民卫生出版社，2014.

［7］马燕兰，候惠如．老年疾病护理指南［M］．北京：人民军医出版社，2013.

［8］尤黎明，吴瑛．内科护理学［M］．北京：人民卫生出版社，2014.

［9］化前珍．老年护理学［M］．北京：人民卫生出版社，2012.

［10］范利，张丽．药用对了才治病——心血管病合理用药问答［M］．北京：人民卫生出版社，2014.

［11］武剑．药用对了才治病——脑血管病合理用药问答［M］．北京：人民卫生出版社，2014.

［12］杜文民．安全用药必读［M］．上海：上海科技出版社，2013.

［13］姜小鹰．老年人家庭护理［M］．北京：人民卫生出版社，2013.

［14］冯建光．失智失能老人日常照护指导手册［M］．上海：上海浦江教育出版社，2014.

［15］卢美娟，徐连敏．老年家庭护理技巧及康复训练［M］．北京：中国医药科技出版社，2014.

［16］程云．老年人急救护理［M］．上海：复旦大学出版社，2015.

［17］王小龙，何仲．老年照护风险防范［M］．北京：高等教育出版社，2015.